SOUS VIDE MÍN 2022

FLJÓTT OG HEILBRIG UPPSKRIFT

GUNNAR BECK

Efnisyfirlit

Sætar pylsur og vínber 9
Sweet Spare Ribs með mangó sojasósu 10
Sætar kótelettur og kúrbít með möndlum 12
Svínakótilettur með papriku og maís hrærðu 14
Rjómalöguð koníak svínahryggur 16
Tómatar svínaskaftar með gulrótum 18
Svínakjöt með kryddkaffisósu 20
Kryddaður hryggur 22
Bragðmikil svínakótilettur með sveppum 23
Pancetta og maís rjómasúpa 25
Kúmen og hvítlauk svínakjöt Kabobs 27
Æðislegar svínakótilettur með balsamic gljáa 29
Rauðkál og kartöflur með pylsum 30
Hryggsvín með möndlum 32
Skemmtilegt svínakjöt í Salsa Verde 34
Kryddaðar kókossvínarif 36
Djúsí BBQ Baby Ribs 38
Hvítlauks svínaflök 40
Bragðmikið timjan og hvítlauks svínalund 41
Svínakótilettur með sveppasósu 43
Sætar eplapylsur 45
Sætt appelsínugult svínakjöt Tacos 46
Mexíkóskt svínakjöt Carnitas með Salsa Roja 48
Chili kjúklingur og chorizo tacos með osti 50

Kjúklingur með grænmeti ... 52
Auðveldur kryddaður-hunangskjúklingur ... 54
Klassískur kjúklingur Cordon Bleu ... 56
Stökkur heimagerður steiktur kjúklingur ... 58
Kryddaðar kjúklingabringur ... 60
Bragðmikil salatvafning með engifer-chili kjúklingi ... 62
Arómatískar sítrónu kjúklingabringur ... 64
Sinnep & hvítlauks kjúklingur ... 66
Heilur kjúklingur ... 67
Ljúffengir kjúklingavængir með buffalsósu ... 68
Ljúffengir kjúklingalætur með lime-sætri sósu ... 69
Kjúklingabringur með Cajun sósu ... 71
Sriracha kjúklingabringur ... 72
Steinseljukjúklingur með karrýsósu ... 73
Parmesan kjúklingabringa ... 74
Malaður kjúklingur með tómötum ... 75
Kjúklingapottréttur með sveppum ... 76
Auðveldasta No-Sear kjúklingabringan ... 78
Appelsínugult kjúklingalæri ... 79
Timjan kjúklingur með sítrónu ... 81
Pipar kjúklingasalat ... 82
Heilur kjúklingur ... 84
Einföld krydduð kjúklingalæri ... 86
Buffalo kjúklingavængir ... 87
Rífnar kjúklingabollur ... 89
Kjúklingalæri með gulrótarmauki ... 91
Sítrónu kjúklingur með myntu ... 93

Kjúklingur með kirsuberjamarmelaði 94

Sætar kryddaðar kjúklingastangir 95

Fylltar kjúklingabringur 97

Geggjaður kjúklingur 99

Miðjarðarhafs kjúklingalæri 101

Kjúklingabringur með Harissa sósu 102

Hvítlaukur kjúklingur með sveppum 103

Kjúklingalæri með kryddjurtum 105

Kjúklingabúðingur með þistilhjörtum 107

Möndlu Butternut Squash & Kjúklingasalat 109

Kjúklinga- og valhnetusalat 111

Krabbakjöt með lime smjörsósu 113

Hraður lax að norðan 114

Bragðgóður silungur með sinnepi og tamari sósu 115

Sesam túnfiskur með engifersósu 116

Guðdómleg hvítlauks-sítrónu krabbarúllur 118

Kryddaður kolkrabba með sítrónusósu 120

Creole Rækju Kabobs 122

Rækjur með kryddsósu 124

Lúða með skallottum og estragon 125

Herb Smjör Sítrónu Þorskur 127

Grouper með Beurre Nantais 129

Túnfiskflögur 131

Smjört hörpuskel 133

Minty sardínur 134

Haflauk í hvítvíni 135

Lax- og grænkálssalat með avókadó 136

Engiferður lax 138

Kræklingur í ferskum lime safa 139

Jurtamarineraðar túnfisksteikur 140

Krabbakjötsbollur 142

Chili Smels 144

Marineruð steinbítsflök 146

Steinseljurækjur með sítrónu 148

Sous Vide Lúða 149

Sítrónusmjörsóli 151

Basil þorskplokkfiskur 153

Auðvelt Tilapia 154

Lax með aspas 155

Karrí makríll 156

Rosemary Smokkfiskur 157

Steiktar sítrónu rækjur 158

Kolkrabba Grill 159

Villtar laxasteikur 161

Tilapia plokkfiskur 163

Smjörkúlur með piparkornum 165

Cilantro silungur 167

Smokkfiskhringir 168

Chili rækju & avókadó salat 169

Smjörkenndur rauður snappari með sítrussaffransósu 171

Sesam-skorpu þorskflök 173

Rjómalöguð lax með spínati og sinnepssósu 174

Paprika hörpuskel með fersku salati 176

Saucy hörpuskel með mangó 178

Blaðlaukur og rækjur með sinnepsvínaigrette	180
Kókos rækjusúpa	182
Hunangslax með Soba núðlum	184
Sælkerahumar með majónesi	186
Partý rækjukokteill	188
Herby Lemon Lax	190
Bragðmiklir smjörkenndir humarhalar	191
Tælenskur lax með blómkáli og eggjanúðlum	192
Léttur sjóbirtingur með dilli	194
Sweet Chili rækju hrærið	195
Ávaxtaríkar taílenskar rækjur	197
Sítrónu rækjuréttur í Dublin-stíl	199
Safaríkar hörpuskel með chili hvítlaukssósu	201
Karrírækjur með núðlum	203
Bragðmikill rjómaþorskur með steinselju	204
French Pot de Rillettes með laxi	206
Salvíu lax með kókos kartöflumús	207
Dill Baby Octopus Bowl	209
Saltaður lax í Hollandaise sósu	210
Ótrúlegur sítrónulax með basil	212
Eggjabitar með laxi og aspas	214
Garlicky sinnepsrækjur	216
Ljúffengur ostur humar risotto	218
Hvítlaukur Tabasco Edamame ostur	220
Herby Mashed Snow Peas	221

Sætar pylsur og vínber

Undirbúningur + eldunartími: 1 klukkustund 20 mínútur | Skammtar: 4

Hráefni

2 ½ bollar frælaus hvít vínber með stilkur fjarlægð
1 msk saxað ferskt rósmarín
2 msk smjör
4 heilar sætar ítalskar pylsur
2 msk balsamik edik
Salt og svartur pipar eftir smekk

Leiðbeiningar

Útbúið vatnsbað og setjið Sous Vide í það. Stillt á 160 F.

Settu vínberin, rósmarín, smjör og pylsur í lofttæmandi poka. Losaðu loftið með vatnsfærsluaðferðinni, innsiglið og sökktu pokanum í vatnsbaðið. Eldið í 60 mínútur.

Þegar tímamælirinn hefur stöðvast skaltu fjarlægja pylsurnar og flytja matreiðslusafann og vínberin yfir í meðalhita pott. Hellið balsamikediki út í og sjóðið í 3 mínútur. Kryddið með salti og pipar. Hitið pönnu yfir meðalhita og steikið pylsurnar í 3-4 mínútur. Berið fram með sósunni og vínberunum.

Sweet Spare Ribs með mangó sojasósu

Undirbúningur + eldunartími: 36 klukkustundir 25 mínútur | Skammtar: 4

Hráefni

4 punda svínaribbein
Salt og svartur pipar eftir smekk
1 bolli mangósafi
¼ bolli sojasósa
3 msk hunang
1 msk chili hvítlauksmauk
1 msk malað engifer
2 msk kókosolía
1 tsk kínverskt fimm kryddduft
1 tsk malað kóríander

Leiðbeiningar

Útbúið vatnsbað og setjið Sous Vide í það. Stillt á 146 F.

Kryddið rifin með salti og pipar og setjið í lofttæmandi poka. Losaðu loftið með vatnsfærsluaðferðinni, innsiglið og sökktu pokanum í vatnsbaðið. Eldið í 36 klst. Þegar tímamælirinn hefur stöðvast skaltu fjarlægja rifin og þurrka. Fargið matreiðslusafa.

Hitið pott yfir meðalhita og sjóðið mangósafa, sojasósu, chili, hvítlauksmauk, hunang, engifer, kókosolíu, fimm krydd og kóríander í 10 mínútur þar til það minnkar. Dreifið rifnum með sósunni. Flyttu yfir á bökunarplötu og eldaðu í 5 mínútur í ofni við 390 F.

Sætar kótelettur og kúrbít með möndlum

Undirbúningur + eldunartími: 3 klukkustundir 15 mínútur | Skammtar: 2

Hráefni

2 kótilettur af svínahrygg
Salt og svartur pipar eftir smekk
3 msk ólífuolía
1 msk nýkreistur sítrónusafi
2 tsk rauðvínsedik
2 tsk hunang
2 msk ólífuolía
2 meðalstórir kúrbítar, skornir í tætlur
2 msk möndlur, ristaðar

Leiðbeiningar

Útbúið vatnsbað og setjið Sous Vide í það. Stilltu á 138 F. Settu kryddaða svínakjötið í lofttæmandi poka. Bætið 1 msk af ólífuolíu út í. Losaðu loftið með vatnsfærsluaðferðinni, innsiglið og sökktu pokanum í vatnsbaðið. Eldið í 3 klst.

Blandið saman sítrónusafa, hunangi, ediki og 2 msk af ólífuolíu. Kryddið með salti og pipar. Þegar tímamælirinn hefur stöðvast skaltu fjarlægja pokann og farga matreiðslusafanum. Hitið hrísgrjónolíu á pönnu við háan hita og steikið svínakjötið í 1 mínútu á hlið. Takið af hellunni og leyfið að hvíla í 5 mínútur.

Fyrir salatið, í skál, blandið kúrbítnum saman við dressinguna. Kryddið með salti og pipar. Færið svínakjötið yfir á disk og berið fram með kúrbítnum. Skreytið með möndlum.

Svínakótilettur með papriku og maís hrærðu

Undirbúningur + eldunartími: 1 klukkustund 10 mínútur | Skammtar: 4

Hráefni

4 svínakótilettur

1 lítil rauð paprika, skorin í teninga

1 lítill gulur laukur, skorinn í teninga

2 bollar frosnir maískorn

¼ bolli kóríander

Salt og svartur pipar eftir smekk

1 matskeið timjan

4 msk jurtaolía

Leiðbeiningar

Útbúið vatnsbað og setjið Sous Vide í það. Stilltu á 138 F. Stráið svínakjötinu salti yfir og setjið í lofttæmandi poka. Losaðu loftið með vatnsfærsluaðferðinni, innsiglið og sökktu pokann í vatnsbað. Eldið í 1 klst.

Hitið olíu á pönnu við meðalhita og steikið lauk, rauð paprika og maís. Kryddið með salti og pipar. Hrærið kóríander og timjan saman við. Setja til hliðar. Þegar tímamælirinn hefur stöðvast skaltu fjarlægja svínakjötið og flytja á heita pönnu. Steikið í 1 mínútu á hvorri hlið. Berið svínakjötið fram með soðnu grænmeti.

Rjómalöguð koníak svínahryggur

Undirbúningur + eldunartími: 4 klukkustundir 50 mínútur | Skammtar: 4

Hráefni

3 punda beinlaus svínahryggsteik

Salt eftir smekk

2 þunnt sneiðar laukar

¼ bolli koníak

1 bolli mjólk

1 bolli ostarjómi

Leiðbeiningar

Útbúið vatnsbað og setjið Sous Vide í það. Stillið á 146 F. Kryddið svínakjötið með salti og pipar. Hitið pönnu yfir meðalhita og steikið svínakjötið í 8 mínútur. Setja til hliðar. Hrærið laukinn út í og eldið í 5 mínútur. Bætið koníaki út í og sjóðið þar til kraumar. Látið kólna í 10 mínútur.

Settu svínakjötið, laukinn, mjólkina og rjómann í lofttæmandi poka. Losaðu loftið með vatnsflutningsaðferðinni, lokaðu og sökktu í vatnsbaðið. Eldið í 4 klst. Þegar tímamælirinn hefur stöðvast skaltu fjarlægja svínakjötið. Setjið til hliðar, haldið hita. Hitið pott og hellið matreiðslusafa út í. Hrærið í 10 mínútur þar til kraumar. Kryddið með salti og pipar. Skerið svínakjötið niður og toppið með rjómasósu til að bera fram.

Tómatar svínaskaftar með gulrótum

Undirbúningur + eldunartími: 48 klukkustundir 30 mínútur | Skammtar: 4

Hráefni

2 svínaskankar
1 (14,5 aura) dós sneiddir tómatar með safa
1 bolli nautakraftur
1 bolli fínt skorinn laukur
½ bolli fínt skorinn fennelpera
½ bolli fínt skornar gulrætur
Salt eftir smekk
½ bolli rauðvín
1 lárviðarlauf

Leiðbeiningar

Útbúið vatnsbað og setjið Sous Vide í það. Stilltu á 149 F. Fjarlægðu kviðfituna af skaftunum og settu hana í lofttæmisþéttan poka. Bætið restinni við hráefninu. Losaðu loftið með vatnsflutningsaðferðinni, innsiglið og sökktu pokanum í vatnsbaðið. Eldið í 48 klukkustundir.

Þegar tímamælirinn hefur stöðvast skaltu fjarlægja skaftið og farga lárviðarlaufinu. Geymið matreiðslusafann. Setjið skaftið í ofnplötu og grillið í 5 mínútur þar til það er brúnt. Hitið pott yfir meðalhita og hrærið matreiðslusafa saman við. Eldið í 10 mínútur þar til það þykknar. Dreifið svínakjötinu með sósunni og berið fram.

Svínakjöt með kryddkaffisósu

Undirbúningur + eldunartími: 2 klukkustundir 50 mínútur | Skammtar: 4

Hráefni

4 svínakótilettur með beinum
1 msk paprikuduft
1 msk malað kaffi
1 msk púðursykur
1 msk hvítlaukssalt
1 msk ólífuolía

Leiðbeiningar

Útbúið vatnsbað og setjið Sous Vide í það. Stilltu á 146 F. Settu svínakjötið í lofttæmandi poka. Losaðu loftið með vatnsfærsluaðferðinni, innsiglið og sökktu pokann í vatnsbað. Eldið í 2 klukkustundir og 30 mínútur.

Á meðan undirbúið sósuna og blandið vel saman paprikudufti, möluðu kaffi, púðursykri og hvítlaukssalti. Þegar tímamælirinn hefur stöðvast skaltu fjarlægja svínakjötið og þurrka það.

Dreifið svínakjötinu með sósunni. Hitið olíu á pönnu við háan hita og steikið svínakjötið í 1-2 mínútur á hlið. Leyfðu að hvíla í 5 mínútur. Skerið svínakjötið í sneiðar og berið fram.

Kryddaður hryggur

Undirbúningur + eldunartími: 3 klukkustundir 15 mínútur | Skammtar: 4

éghráefni

1 pund svínalundir, snyrt
Salt eftir smekk
½ tsk svartur pipar
3 msk chilipasta

Leiðbeiningar

Útbúið vatnsbað og setjið Sous Vide í það. Stillt á 146 F.

Blandið hryggnum saman við salti og pipar og setjið í lofttæmanlegan poka. Losaðu loftið með vatnsfærsluaðferðinni, innsiglið og sökktu pokanum í vatnsbaðið. Eldið í 3 klst.

Þegar tímamælirinn hefur stöðvast skaltu fjarlægja svínakjötið og pensla með chilipasta. Hitið grillið yfir háan hita og steikið hrygginn í 5 mínútur þar til hún er brún. Leyfðu hvíld. Skerið lundina í sneiðar og berið fram.

Bragðmikil svínakótilettur með sveppum

Undirbúningur + eldunartími: 65 mínútur | Skammtar: 2

Hráefni

2 þykk skornar beinin svínakótilettur

Salt og svartur pipar eftir smekk

2 msk smjör, kalt

4 oz blandaðir villisveppir

¼ bolli sherry

½ bolli nautakraftur

1 tsk salvía

1 msk steikarmarinering

Saxaður hvítlaukur til skrauts

Leiðbeiningar

Útbúið vatnsbað og setjið Sous Vide í það. Stillt á 138 F.

Blandið svínakjötinu saman við salti og pipar og setjið í lofttæmanlegan poka. Losaðu loftið með vatnsfærsluaðferðinni, innsiglið og sökktu pokanum í vatnsbaðið. Eldið í 45 mínútur.

Þegar tímamælirinn hefur stöðvast skaltu fjarlægja svínakjötið og þurrka það. Fargið matreiðslusafa. Hitið 1 msk af smjöri á pönnu við meðalhita og steikið svínakjötið í 1 mínútu á hvorri hlið. Færið yfir á disk og setjið til hliðar.

Eldið sveppina í sömu heitu pönnu í 2-3 mínútur. Hrærið sherry, soði, salvíu og steikarmarinering saman við þar til sósan þykknar. Bætið afganginum af smjörinu út í og kryddið með salti og pipar; hrærið vel. Toppið svínakjötið með sósunni og skreytið með hvítlauk til að bera fram.

Pancetta og maís rjómasúpa

Undirbúningur + eldunartími: 1 klukkustund 15 mínútur | Skammtar: 4

Hráefni

4 maíseyru, kjarnar rakaðir af

4 msk smjör

1 bolli mjólk

1 lárviðarlauf

Salt og hvítur pipar eftir smekk

4 sneiðar stökk soðin pancetta

2 msk saxaður graslaukur

Leiðbeiningar

Útbúið vatnsbað og setjið Sous Vide í það. Stillt á 186 F.

Blandið saman maískjörnum, mjólk, maískolum, 1 msk af salti, 1 msk af hvítum pipar og lárviðarlaufi. Settu í lofttæmandi poka. Losaðu loftið með vatnsfærsluaðferðinni, innsiglið og sökktu pokanum í vatnsbaðið. Eldið í 1 klst.

Þegar tímamælirinn hefur stöðvast skaltu taka pokann úr og fjarlægja maískola og lárviðarlauf. Setjið blönduna í blandara í maukham í 1 mínútu. Ef þú vilt hafa mismunandi þéttleika skaltu bæta við smá mjólk. Kryddið með salti og pipar. Skreytið með pancetta og graslauk til að bera fram.

Kúmen og hvítlauk svínakjöt Kabobs

Undirbúningur + eldunartími: 4 klukkustundir 20 mínútur | Skammtar: 4

Hráefni

1 pund beinlaus svínaöxl, í teningum

Salt eftir smekk

1 msk malaður múskat

1 msk hakkaður hvítlaukur

1 tsk kúmen

1 tsk kóríander

1 tsk hvítlauksduft

1 tsk púðursykur

1 tsk nýmalaður svartur pipar

1 msk ólífuolía

Leiðbeiningar

Útbúið vatnsbað og setjið Sous Vide í það. Stilltu á 149 F. Penslið svínakjötið með salti, hvítlauk, múskati, kúmeni, kóríander, pipar og púðursykri og setjið í lofttæmandi poka. Losaðu loftið með vatnsfærsluaðferðinni, innsiglið og sökktu pokanum í vatnsbaðið. Eldið í 4 klst.

Hitið grill við háan hita. Þegar tímamælirinn hefur stöðvast skaltu fjarlægja svínakjötið og setja á grillið. Steikið í 3 mínútur þar til það er brúnt.

Æðislegar svínakótilettur með balsamic gljáa

Undirbúningur + eldunartími: 3 klukkustundir 20 mínútur | Skammtar: 2

Hráefni

2 svínakótilettur
Salt og svartur pipar eftir smekk
1 msk ólífuolía
4 msk balsamik edik
2 tsk ferskt rósmarín, saxað

Leiðbeiningar

Útbúið vatnsbað og setjið Sous Vide í það. Stillt á 146 F.

Blandið svínakjötinu saman við salti og pipar og setjið í lofttæmanlegan poka. Losaðu loftið með vatnsflutningsaðferðinni, lokaðu og sökktu í vatnsbaðið. Eldið í 3 klst. Þegar tímamælirinn hefur stöðvast skaltu fjarlægja svínakjötið og þurrka það.

Hitið ólífuolíu á pönnu og steikið kóteletturnar í 5 mínútur þar til þær eru brúnar. Bætið balsamikediki út í og látið malla. Endurtaktu ferlið í 1 mínútu. Diskur og skreytið með rósmarín og balsamic sósu.

Rauðkál og kartöflur með pylsum

Undirbúningur + eldunartími: 2 klukkustundir 20 mínútur | Skammtar: 4

Hráefni

½ höfuð rauðkál, skorið í sneiðar

1 epli, skorið í litla teninga

24 oz rauðar kartöflur, skornar í fernt

1 lítill laukur, sneiddur

¼ tsk sellerísalt

2 msk eplasafi edik

2 msk púðursykur

Svartur pipar eftir smekk

1 pund forsoðin reykt svínapylsa, skorin í sneiðar

½ bolli kjúklingasoð

2 msk smjör

Leiðbeiningar

Útbúið vatnsbað og setjið Sous Vide í það. Stilltu á 186 F. Blandaðu saman hvítkáli, kartöflum, lauk, epli, eplasafi, púðursykri, svörtum pipar, sellerí og salti.

Setjið pylsurnar og blönduna í lofttæmanlegan poka. Losaðu loftið með vatnsfærsluaðferð, innsiglið og sökktu pokann í vatnsbaðið. Eldið í 2 klst.

Hitið smjör í potti við meðalhita. Þegar tímamælirinn hefur stöðvast skaltu fjarlægja pokann og setja innihaldið í pott. Eldið þar til vökvinn gufar upp. Bætið hvítkáli, lauk og kartöflum út í og eldið þar til það er brúnt. Skiptið blöndunni á borðplötur.

Hryggsvín með möndlum

Undirbúningur + eldunartími: 3 klukkustundir 20 mínútur | Skammtar: 2

Hráefni

3 msk ólífuolía

3 msk sinnep

2 msk hunang

Salt og svartur pipar eftir smekk

2 kótilettur með beini

1 msk sítrónusafi

2 tsk rauðvínsedik

2 msk canola olía

2 bollar blandað barnasalat

2 msk sólþurrkaðir tómatar í þunnum sneiðum

2 tsk möndlur, ristaðar

Leiðbeiningar

Útbúið vatnsbað og setjið Sous Vide í það. Stillt á 138 F.

Blandið saman 1 msk af ólífuolíu, 1 msk af hunangi og 1 msk af sinnepi og kryddið með salti og pipar. Penslið hrygginn með blöndunni. Settu í lofttæmandi poka. Losaðu loftið með vatnsfærsluaðferðinni, innsiglið og sökktu pokanum í vatnsbaðið. Eldið í 3 klst.

Á meðan, undirbúið dressinguna og blandið saman sítrónusafa, ediki, 2 msk af ólífuolíu, 2 msk af sinnepi og hunanginu sem eftir er. Kryddið með salti og pipar. Þegar tímamælirinn hefur stöðvast skaltu fjarlægja hrygginn. Fargið matreiðslusafa. Hitið rapsolíu á pönnu við háan hita og steikið hrygginn í 30 sekúndur á hlið. Leyfðu að hvíla í 5 mínútur.

Fyrir salatið er salat, sólþurrkaðir tómatar og möndlur blandað saman í skál. Blandið 3/4 af dressingunni. Efst hryggur með dressingunni og berið fram með salatinu.

Skemmtilegt svínakjöt í Salsa Verde

Undirbúningur + eldunartími: 24 klukkustundir 25 mínútur | Skammtar: 8)

Hráefni

2 pund beinlaus svínaöxl, í teningum
Salt eftir smekk
1 msk malað kúmen
1 tsk nýmalaður svartur pipar
1 msk ólífuolía
1 pund tómatar
3 poblano pipar, fræhreinsaðir og skornir í teninga
½ hvítlaukur fínt skorinn
1 serrano fræhreinsað og skorið í teninga
3 pressuð hvítlauksrif
1 búnt gróft saxað kóríander
1 bolli kjúklingasoð
½ bolli lime safi
1 msk oregano

Leiðbeiningar

Útbúið vatnsbað og setjið Sous Vide í það. Stillið á 149 F. Kryddið svínakjötið með salti, kúmeni og pipar. Hitið olíu á pönnu við háan hita og steikið svínakjötið í 5-7 mínútur. Setja til hliðar. Á sömu pönnu, eldið tómatillos, poblano, lauk, serrano og hvítlauk í 5 mínútur. Færið í matvinnsluvél og bætið kóríander, limesafa, kjúklingasoði og oregano út í. Blandið saman í 1 mínútu.

Settu svínakjötið og sósuna í lofttæmanlegan poka. Losaðu loftið með vatnsfærsluaðferðinni, innsiglið og sökktu pokanum í vatnsbaðið. Eldið í 24 klst. Þegar tímamælirinn hefur stöðvast skaltu fjarlægja pokann og setja í skálar. Stráið salti og pipar yfir. Berið fram með hrísgrjónum.

Krydduð kókossvínarif

Undirbúningur + eldunartími: 8 klukkustundir 30 mínútur | Skammtar: 4

Hráefni

1/3 bolli kókosmjólk

2 msk kókossmjör

2 msk sojasósa

2 msk púðursykur

2 msk þurrt hvítvín

1 sítrónugrasstöngull, smátt saxaður

1 msk Sriracha sósa

1 msk ferskt engifer, rifið

2 hvítlauksgeirar, sneiddir

2 tsk sesamolía

1 pund beinlaus svínarifin

Saxaður ferskur kóríander

Soðin basmati hrísgrjón til framreiðslu

Leiðbeiningar

Útbúið vatnsbað og setjið Sous Vide í það. Stillt á 134 F.

Blandið saman kókosmjólk, kókossmjöri, sojasósu, púðursykri, víni, sítrónugrasi, engifer, sriracha sósu, hvítlauk og sesamolíu í matvinnsluvél þar til það er slétt.

Setjið rifin og penslið með blöndunni í lofttæmandi poka. Losaðu loftið með vatnsfærsluaðferðinni, innsiglið og sökktu pokanum í vatnsbaðið. Eldið í 8 klst.

Þegar tímamælirinn hefur stöðvast, fjarlægðu rifin og færðu yfir á disk. Hitið pott yfir meðalhita og hellið matreiðslusafanum út í. Eldið í 10-15 mínútur til að malla. Bætið rifjunum út í sósuna og hrærið vel. Eldið í 5 mínútur. Skreytið með kóríander og berið fram með hrísgrjónum.

Djúsí BBQ Baby Ribs

Undirbúningur + eldunartími: 16 klukkustundir 50 mínútur | Skammtar: 5

Hráefni

4 pund svínakjöt baby back ribs
3 ½ bollar BBQ sósa
⅓ bolli tómatmauk
4 laukar, saxaðir
2 msk fersk steinselja, söxuð

Leiðbeiningar

Útbúið vatnsbað og setjið Sous Vide í það. Stillt á 162 F.

Settu aðskilda rifin í lofttæmandi poka með 3 bollum af BBQ sósu. Losaðu loftið með vatnsfærsluaðferðinni, innsiglið og sökktu pokanum í vatnsbaðið. Eldið í 16 klst.

Blandið saman restinni af BBQ sósunni og tómatmaukinu í skál. Setjið til hliðar í ísskápnum.

Þegar tímamælirinn hefur stöðvast skaltu fjarlægja rifin og þurrka með eldhúsþurrku. Fargið matreiðslusafa.

Forhitið ofninn í 300 F. Penslið rifin með BBQ sósunni á báðum hliðum og flytjið í ofninn. Bakið í 10 mínútur. Penslið aftur með sósunni og bakið í 30 mínútur í viðbót. Skreytið með lauk og steinselju og berið fram.

Hvítlauks svínaflök

Undirbúningur + eldunartími: 2 klukkustundir 8 mínútur | Skammtar: 3

Hráefni:

1 pund svínalund
1 bolli grænmetissoð
2 hvítlauksrif, söxuð
1 tsk hvítlauksduft
3 tsk ólífuolía
Salt og svartur pipar eftir smekk

Leiðbeiningar:

Undirbúðu vatnsbað, settu Sous Vide í það og stilltu á 136 F.

Skolið kjötið vel og þurrkið það með pappírshandklæði. Nuddið með hvítlauksdufti, salti og svörtum pipar. Setjið í stóran lofttæmanlegan poka ásamt seyði og söxuðum hvítlauk. Lokaðu pokanum og sökktu í vatnsbaðið. Eldið í 2 klst. Takið hrygginn úr pokanum og þurrkið með pappírshandklæði.

Hitið olíu á stórri pönnu. Brúnið flakið í 2-3 mínútur á hvorri hlið. Skerið svínakjötið í sneiðar, raðið á disk og setjið síðan pönnusafa ofan á. Berið fram.

Bragðmikið timjan og hvítlauks svínalund

Undirbúningur + eldunartími: 2 klukkustundir 25 mínútur | Skammtar: 8

Hráefni

2 msk smjör

1 msk laukduft

1 msk malað kúmen

1 msk kóríander

1 msk þurrkað rósmarín

Salt eftir smekk

1 (3 punda) svínalund, roðlaus

1 msk ólífuolía

Leiðbeiningar

Útbúið vatnsbað og setjið Sous Vide í það. Stillt á 140 F.

Blandið saman laukdufti, kúmeni, hvítlauksdufti, rósmaríni og lime salti. Penslið svínakjötið fyrst með ólífuolíu og salti, síðan með laukblöndu.

Settu í lofttæmandi poka. Losaðu loftið með vatnsfærsluaðferðinni, innsiglið og sökktu pokanum í vatnsbaðið. Eldið í 2 klst.

Þegar tímamælirinn hefur stöðvast skaltu fjarlægja svínakjötið og þurrka það með eldhúsþurrku. Fargið matreiðslusafa. Hitið smjör á pönnu við háan hita og steikið svínakjötið í 3-4 mínútur þar til það er brúnt á öllum hliðum. Látið kólna í 5 mínútur og skerið í medalíur.

Svínakótilettur með sveppasósu

Undirbúningur + eldunartími: 1 klukkustund 10 mínútur | Skammtar: 3

Hráefni:

3 (8 oz) svínakótilettur

Salt og svartur pipar eftir smekk

3 msk smjör, ósaltað

6 oz sveppir

½ bolli nautakraftur

2 msk Worcestershire sósa

3 msk hvítlaukslaukur, saxaður til skrauts

Leiðbeiningar:

Búðu til vatnsbað, settu Sous Vide í það og stilltu á 140 F. Nuddaðu svínakótilettur með salti og pipar og settu í lofttæmandi poka. Losaðu loftið með vatnsfærsluaðferðinni, innsiglið og sökktu pokanum í vatnsbaðið. Stilltu teljarann á 55 mínútur.

Þegar tímamælirinn hefur stöðvast skaltu fjarlægja og taka pokann úr innsigli. Fjarlægðu svínakjötið og þurrkaðu það með pappírshandklæði. Fargið safanum. Setjið pönnu yfir meðalhita og bætið 1 msk smjöri út í. Steikið svínakjöt í 2 mínútur á báðum hliðum. Setja til hliðar. Með pönnuna enn yfir hita, bætið sveppunum út í og eldið í 5 mínútur. Slökkvið á hitanum, bætið restinni af smjörinu út í og hrærið þar til smjörið bráðnar. Kryddið með pipar og salti. Berið fram svínakótilettur með sveppasósu yfir.

Sætar eplapylsur

Undirbúningur + eldunartími: 55 mínútur | Skammtar: 4

Hráefni

¾ tsk ólífuolía
4 ítalskar pylsur
4 msk eplasafi

Leiðbeiningar

Útbúið vatnsbað og setjið Sous Vide í það. Stillt á 162 F.

Setjið pylsurnar og 1 msk af eplasafi í hverja pylsu í lofttæmanlegan poka. Losaðu loftið með vatnsfærsluaðferðinni, innsiglið og sökktu pokann í vatnsbað. Eldið í 45 mínútur.

Hitið olíu á pönnu yfir miðlungshita. Þegar tímamælirinn hefur stöðvast skaltu fjarlægja pylsurnar og setja í pönnu og elda í 3-4 mínútur, þar til þær eru brúnar.

Sætt appelsínugult svínakjöt Tacos

Undirbúningur + eldunartími: 7 klukkustundir 10 mínútur | Skammtar: 8

Hráefni

½ bolli appelsínusafi

4 msk hunang

2 msk ferskur hvítlaukur, saxaður

2 msk ferskt engifer, hakkað

2 msk Worcestershire sósa

2 tsk hoisin sósa

2 tsk sriracha sósa

Börkur af ½ appelsínu

1 pund svínaöxl

8 hveiti tortillur, heitar

½ bolli hakkað ferskt kóríander

1 lime, skorið í báta

Leiðbeiningar

Útbúið vatnsbað og setjið Sous Vide í það. Stillt á 175 F.

Blandið vel saman appelsínusafanum, 3 msk af hunangi, hvítlauk, engifer, Worcestershire sósu, hoisin sósu, sriracha og appelsínuberki.

Setjið svínakjötið í lofttæmanlegan poka og bætið appelsínusósu út í. Losaðu loftið með vatnsfærsluaðferðinni, innsiglið og sökktu pokanum í vatnsbaðið. Eldið í 7 klst.

Þegar tímamælirinn hefur stöðvast skaltu fjarlægja svínakjötið og setja á bökunarplötu. Pantaðu matreiðslusafa.

Hitið pott yfir miðlungshita og hellið safi út í með hunanginu sem eftir er. Eldið í 5 mínútur þar til það er freyðandi og minnkað um helming. Penslið svínakjötið með sósunni. Fylltu tortillurnar með svínakjöti. Skreytið með kóríander og toppið með sósunni sem eftir er til að bera fram.

Mexíkóskt svínakjöt Carnitas með Salsa Roja

Undirbúningur + eldunartími: 49 klukkustundir 40 mínútur | Skammtar: 8

Hráefni

3 msk ólífuolía

2 msk rauðar piparflögur

Salt eftir smekk

2 tsk heitt mexíkóskt chiliduft

2 tsk þurrkað oregano

½ tsk malaður kanill

2¼ pund beinlaus svínaöxl

4 litlir þroskaðir tómatar, skornir í teninga

¼ rauðlaukur, sneiddur

¼ bolli kóríanderlauf, saxað

Nýkreistur sítrónusafi

8 maístortillur

Leiðbeiningar

Blandaðu vel saman rauðum piparflögum, kosher salti, heitu mexíkósku chilidufti, oregano og kanil. Penslið chiliblöndunni yfir svínakjötið og hyljið með álpappír. Látið kólna í 1 klst.

Útbúið vatnsbað og setjið Sous Vide í það. Stilltu á 159 F. Settu svínakjötið í lofttæmandi poka. Losaðu loftið með vatnsflutningsaðferðinni, lokaðu og sökktu í vatnsbaðið. Eldið í 48 klukkustundir. 15 mínútum áður en yfir lýkur skaltu blanda saman tómötum, lauk og kóríander. Bætið sítrónusafa og salti út í.

Þegar tímamælirinn hefur stöðvast skaltu fjarlægja pokann og flytja svínakjötið yfir á skurðbretti. Fargið matreiðslusafa. Dragðu kjötið þar til það er rifið. Hitið jurtaolíu á pönnu yfir meðalhita og eldið rifið svínakjöt þar til það verður stökkt og skorpið hlutar. Fylltu tortilluna með svínakjöti. Toppið með salsa roja og berið fram.

Chili kjúklingur og chorizo tacos með osti

Undirbúningur + eldunartími: 3 klukkustundir 25 mínútur | Skammtar: 8

Hráefni

2 svínapylsur, afsteypur fjarlægðar

1 poblano pipar, stilkuð og fræhreinsuð

½ jalapeño pipar, stilkaður og fræhreinsaður

4 laukar, saxaðir

1 búnt ferskt kóríanderlauf

½ bolli söxuð fersk steinselja

3 hvítlauksrif

2 msk lime safi

1 tsk salt

¾ tsk malað kóríander

¾ tsk malað kúmen

4 roðlausar, beinlausar kjúklingabringur, skornar í sneiðar

1 msk jurtaolía

½ gulur laukur, skorinn þunnt

8 maís taco skeljar

3 msk Provolone ostur

1 tómatur

1 ísjakasal, rifið

Leiðbeiningar

Setjið ½ bolli af vatni, poblano pipar, jalapeño pipar, lauk, kóríander, steinselju, hvítlauk, lime safa, salt, kóríander og kúmen í blandara og blandið þar til slétt. Setjið kjúklingalengjurnar og piparblönduna í lofttæmanlegan poka. Sett í ísskáp og látið kólna í 1 klst.

Útbúið vatnsbað og setjið Sous Vide í það. Stilltu á 141 F. Settu kjúklingablönduna í baðið. Eldið í 1 klukkustund og 30 mínútur.

Hitið olíu á pönnu við meðalhita og steikið laukinn í 3 mínútur. Bætið chorizo út í og eldið í 5-7 mínútur. Þegar tímamælirinn hefur stöðvast skaltu fjarlægja kjúklinginn. Fargið matreiðslusafa. Bætið kjúklingnum út í og blandið vel saman. Fylltu tortillurnar með kjúklinga-chorizo blöndu. Toppið með osti, tómötum og káli. Berið fram.

Kjúklingur með grænmeti

Undirbúningur + eldunartími: 2 klukkustundir 15 mínútur | Skammtar: 2

Hráefni:

1 pund kjúklingabringur, beinlausar og roðlausar
1 bolli rauð paprika, skorin í sneiðar
1 bolli græn paprika, skorin í sneiðar
1 bolli kúrbít, sneið
½ bolli laukur, smátt saxaður
1 bolli blómkálsblóm
½ bolli nýkreistur sítrónusafi
½ bolli kjúklingakraftur
½ tsk malað engifer
1 tsk bleikt Himalayan salt

Leiðbeiningar:

Blandið saman sítrónusafa með kjúklingakrafti, engifer og salti í skál. Hrærið vel og bætið niðurskornu grænmeti saman við. Setja til hliðar. Skolið kjúklingabringurnar vel undir köldu rennandi vatni. Notaðu beittan skurðarhníf til að skera kjötið í hæfilega stóra bita.

Blandið saman við önnur hráefni og hrærið vel. Flyttu yfir í stóran lofttæmanlegan poka og innsiglaðu. Eldið en Sous Vide í 2 klukkustundir við 167 F. Berið fram strax.

Auðveldur kryddaður-hunangskjúklingur

Undirbúningur + eldunartími: 1 klukkustund 45 mínútur | Skammtar: 4

Hráefni

8 msk smjör

8 hvítlauksgeirar, saxaðir

6 msk chilisósa

1 tsk kúmen

4 msk hunang

Safi úr 1 lime

Salt og svartur pipar eftir smekk

4 beinlausar, roðlausar kjúklingabringur

Leiðbeiningar

Útbúið vatnsbað og setjið Sous Vide í það. Stillt á 141 F.

Hitið pott yfir meðalhita og setjið smjör, hvítlauk, kúmen, chilisósu, sykur, limesafa og smá salt og pipar. Eldið í 5 mínútur. Setjið til hliðar og látið kólna.

Blandið kjúklingnum saman við salti og pipar og setjið hann í 4 lofttæmislokanlega poka með marineringunni. Losaðu loftið með vatnsflutningsaðferðinni, innsiglið og dýfðu pokunum í vatnsbaðið. Eldið í 1 klukkustund og 30 mínútur.

Þegar tímamælirinn hefur stöðvast skaltu fjarlægja kjúklinginn og þurrka hann með eldhúsþurrku. Geymið helminginn af matreiðslusafanum úr hverjum poka og setjið í pott á meðalhita. Eldið þar til sósan kraumar, setjið þá kjúklinginn inn í og eldið í 4 mínútur. Takið kjúklinginn út og skerið í sneiðar. Berið fram með hrísgrjónum.

Klassískur kjúklingur Cordon Bleu

Undirbúningur + eldunartími: 1 klukkustund 50 mínútur + kælitími | Skammtar: 4

Hráefni

½ bolli smjör

4 beinlausar, roðlausar kjúklingabringur

Salt og svartur pipar eftir smekk

1 tsk cayenne pipar

4 hvítlauksrif, söxuð

8 skinkusneiðar

8 sneiðar Emmental ostur

Leiðbeiningar

Útbúið vatnsbað og setjið Sous Vide í það. Stillið á 141 F. Kryddið kjúklinginn með salti og pipar. Hyljið með plastfilmu og rúllið. Setjið til hliðar og leyfið að kólna.

Hitið pott yfir meðalhita og bætið smá svörtum pipar, cayenne pipar, 1/4 bolli af smjöri og hvítlauk út í. Eldið þar til smjörið bráðnar. Flyttu yfir í skál.

Nuddaðu kjúklinginn á annarri hliðinni með smjörblöndunni. Setjið svo 2 skinkusneiðar og 2 ostsneiðar og hyljið. Rúllið hverri bringu með plastfilmu og setjið í ísskáp í 2-3 tíma eða í frysti í 20-30 mínútur.

Settu brjóstið í tvo lofttæmislokanlega poka. Losaðu loftið með vatnsflutningsaðferðinni, innsiglið og dýfðu pokunum í vatnsbaðið. Eldið í 1 klukkustund og 30 mínútur.

Þegar tímamælirinn hefur stöðvast skaltu fjarlægja brjóstin og taka plastið af. Hitið afganginn af smjörinu á pönnu við meðalhita og steikið kjúklinginn í 1-2 mínútur á hlið.

Stökkur heimagerður steiktur kjúklingur

Undirbúningur + eldunartími: 3 klukkustundir 20 mínútur | Skammtar: 8)

Hráefni

½ msk þurrkuð basil

2¼ bollar sýrður rjómi

8 kjúklingalundir

Salt og hvítur pipar eftir smekk

½ bolli jurtaolía

3 bollar hveiti

2 msk hvítlauksduft

1 ½ msk Cayenne rauð piparduft

1 msk þurrkað sinnep

Leiðbeiningar

Útbúið vatnsbað og setjið Sous Vide í það. Stillið á 156 F. Kryddið kjúklingasaltið og setjið í lofttæmandi poka. Losaðu loftið með vatnsflutningsaðferðinni, lokaðu og sökktu í vatnsbaðið. Eldið í 3 klst. Þegar tímamælirinn hefur stöðvast skaltu fjarlægja kjúklinginn og þurrka hann með eldhúsþurrku.

Blandið saman salti, hveiti, hvítlauksdufti, hvítum pipar, cayenne rauðum pipardufti, sinnepi, hvítum pipar og basil í skál. Setjið sýrðan rjóma í aðra skál.

Dýfðu kjúklingnum í hveitiblönduna, síðan í sýrða rjómann og aftur í hveitiblönduna. Hitið olíu á pönnu yfir miðlungshita. Setjið í stöngina og eldið í 3-4 mínútur þar til þær verða stökkar. Berið fram.

Kryddaðar kjúklingabringur

Undirbúningur + eldunartími: 1 klukkustund 40 mínútur | Skammtar: 4

Hráefni

½ bolli chilisósa

2 msk smjör

1 msk hvítt edik

1 msk kampavínsedik

4 kjúklingabringur, helmingaðar

Salt og svartur pipar eftir smekk

Leiðbeiningar

Útbúið vatnsbað og setjið Sous Vide í það. Stillt á 141 F.

Hitið pott yfir meðalhita og blandið saman chilisósunni, 1 msk af smjöri og ediki. Eldið þar til smjörið bráðnar. Setja til hliðar.

Kryddið kjúklinginn með salti og pipar og setjið í tvo lofttæmanlega poka með chiliblöndunni. Losaðu loftið með vatnsflutningsaðferðinni, innsiglið og dýfðu pokunum í vatnsbaðið. Eldið í 1 klukkustund og 30 mínútur.

Þegar tímamælirinn hefur stöðvast skaltu fjarlægja kjúklinginn og setja á bökunarplötu. Fargið matreiðslusafa. Hitið afganginn af smjörinu á pönnu við háan hita og steikið kjúklinginn í 1 mínútu á hlið. Skerið í rendur. Berið fram með salati.

Bragðmikil salatvafning með engifer-chili kjúklingi

Undirbúningur + eldunartími: 1 klukkustund 45 mínútur | Skammtar: 5

Hráefni

½ bolli hoisin sósa

½ bolli sæt chilisósa

3 msk sojasósa

2 msk rifið engifer

2 msk malað engifer

1 msk púðursykur

2 hvítlauksrif, söxuð

Safi úr 1 lime

4 kjúklingabringur, skornar í teninga

Salt og svartur pipar eftir smekk

12 salatblöð, skoluð

⅛ bolli valmúafræ

4 graslaukur

Leiðbeiningar

Útbúið vatnsbað og setjið Sous Vide í það. Stilltu á 141 F. Blandaðu saman chilisósu, engifer, sojasósu, púðursykri, hvítlauk og helmingnum af limesafa. Hitið pott yfir meðalhita og hellið blöndunni út í. Eldið í 5 mínútur. Setja til hliðar.

Kryddið bringurnar með salti og pipar. Settu þær í jafnt lag í lofttæmandi poka með chilisósublöndunni. Losaðu loftið með vatnsfærsluaðferðinni, innsiglið og sökktu pokanum í vatnsbaðið. Eldið í 1 klukkustund og 30 mínútur.

Þegar tímamælirinn hefur stöðvast skaltu fjarlægja kjúklinginn og þurrka hann með eldhúsþurrku. Fargið matreiðslusafa. Blandið hoisin sósunni saman við kjúklingabitana og blandið vel saman. Búðu til hrúgur af 6 salatlaufum.

Deilið kjúklingnum á milli salatlaufa og toppið með valmúafræjunum og graslauknum áður en honum er pakkað inn.

Arómatískar sítrónu kjúklingabringur

Undirbúningur + eldunartími: 1 klukkustund 50 mínútur | Skammtar: 4

Hráefni

3 msk smjör

4 beinlausar roðlausar kjúklingabringur

Salt og svartur pipar eftir smekk

Börkur og safi úr 1 sítrónu

¼ bolli þungur rjómi

2 msk kjúklingasoð

1 msk söxuð fersk salvíublöð

1 msk ólífuolía

3 hvítlauksrif, söxuð

1/4 bolli rauðlaukur, saxaður

1 stór sítróna, þunnar sneiðar

Leiðbeiningar

Útbúið vatnsbað og setjið Sous Vide í það. Stillið á 141 F. Kryddið bringuna með salti og pipar.

Hitið pott yfir meðalhita og blandið saman sítrónusafanum og -börknum, þungum rjóma, 2 msk af smjöri, kjúklingasoði, salvíu, ólífuolíu, hvítlauk og rauðlauk. Eldið þar til smjörið hefur bráðnað. Settu bringurnar í 2 lofttæmandi poka með sítrónusmjörblöndunni. Bætið sítrónusneiðum út í. Losaðu loftið með vatnsflutningsaðferðinni, innsiglið og sökkva pokunum í baðið. Eldið í 90 mínútur.

Þegar tímamælirinn hefur stöðvast skaltu fjarlægja bringurnar og þurrka þær með eldhúsþurrku. Fargið matreiðslusafanum. Hitið afganginn af smjörinu á pönnu og steikið bringurnar í 1 mínútu á hlið. Skerið bringurnar í strimla. Berið fram með hrísgrjónum.

Sinnep & hvítlauks kjúklingur

Undirbúningur + eldunartími: 60 mínútur | Skammtar: 5

Hráefni:

17 aura kjúklingabringur

1 msk Dijon sinnep

2 msk sinnepsduft

2 tsk tómatsósa

3 msk smjör

1 tsk salt

3 tsk hakkaður hvítlaukur

¼ bolli sojasósa

Leiðbeiningar:

Útbúið vatnsbað og setjið Sous Vide í það. Stilltu á 150 F. Settu öll innihaldsefnin í lofttæmandi poka og hristu til að sameina. Losaðu loftið með vatnsfærsluaðferðinni, innsiglið og sökktu pokann í vatnsbað. Stilltu teljarann á 50 mínútur. Þegar tímamælirinn hefur stöðvast skaltu fjarlægja kjúklinginn og sneiða. Berið fram heitt.

Heilur kjúklingur

Undirbúningur + eldunartími: 6 klukkustundir 40 mínútur | Skammtar: 6

Hráefni:

1 meðalstór heill kjúklingur
3 hvítlauksrif
3 aura saxaður sellerístilkur
3 msk sinnep
Salt og svartur pipar eftir smekk
1 msk smjör

Leiðbeiningar:

Útbúið vatnsbað og setjið Sous Vide í það. Stilltu á 150 F. Sameina öll innihaldsefnin í lofttæmandi poka. Losaðu loftið með vatnsfærsluaðferðinni, innsiglið og sökktu pokanum í bað. Stilltu teljarann á 6 klukkustundir og 30 mínútur. Þegar hann er búinn skaltu láta kjúklinginn kólna létt áður en hann er skorinn út.

Ljúffengir kjúklingavængir með buffalsósu

Undirbúningur + eldunartími: 3 klst | Skammtar: 3

Hráefni

3 pund capon kjúklingavængir
2½ bollar buffalsósa
1 búnt fersk steinselja

Leiðbeiningar

Útbúið vatnsbað og setjið Sous Vide í það. Stillt á 148 F.

Blandið saman capon vængjunum með salti og pipar. Settu það í lofttæmanlegan poka með 2 bollum af buffalsósu. Losaðu loftið með vatnsfærsluaðferðinni, innsiglið og sökktu pokanum í vatnsbaðið. Eldið í 2 klst. Hitið ofninn til að steikjast.

Þegar tímamælirinn hefur stöðvast skaltu fjarlægja vængina og setja í skál. Hellið afganginum af buffalo sósunni og blandið vel saman. Færið vængina yfir á bökunarplötu með álpappír og setjið afganginn af sósunni yfir. Bakið í 10 mínútur, snúið við að minnsta kosti einu sinni. Skreytið með steinselju.

Ljúffengir kjúklingalætur með lime-sætri sósu

Undirbúningur + eldunartími: 14 klukkustundir 30 mínútur | Skammtar: 8

Hráefni

¼ bolli ólífuolía
12 kjúklingaleggir
4 rauðar paprikur, saxaðar
6 vorlaukar, saxaðir
4 hvítlauksrif, söxuð
1 oz ferskt engifer, saxað
½ bolli Worcestershire sósa
¼ bolli lime safi
2 msk lime börkur
2 msk sykur
2 msk fersk timjanblöð
1 msk pipar
Salt og svartur pipar eftir smekk
1 tsk malaður múskat

Leiðbeiningar

Setjið í matvinnsluvél papriku, lauk, hvítlauk, engifer, Worcestershire sósu, ólífuolíu, limesafa og -börkur, sykur, timjan, pipar, salt, svartan pipar og múskat. og blanda saman. Geymið 1/4 bolli af sósu.

Setjið kjúklinginn og lime sósuna í lofttæmanlegan poka. Losaðu loftið með vatnsflutningsaðferðinni. Sett í ísskáp og látið marinerast í 12 klst.

Útbúið vatnsbað og setjið Sous Vide í það. Stilltu á 152 F. Lokaðu og sökktu pokanum í vatnsbaðið. Eldið í 2 klst. Þegar tímamælirinn hefur stöðvast skaltu fjarlægja kjúklinginn og þurrka hann með eldhúsþurrku. Fargið matreiðslusafanum. Penslið kjúklinginn með frátekinni lime sósu. Hitið pönnu við háan hita og steikið kjúklinginn í 30 sekúndur á hlið.

Kjúklingabringur með Cajun sósu

Undirbúningur + eldunartími: 1 klukkustund 55 mínútur | Skammtar: 4

Hráefni

2 msk smjör

4 beinlausar roðlausar kjúklingabringur

Salt og svartur pipar eftir smekk

1 tsk kúmen

½ bolli Cajun kjúklingamarinering

Leiðbeiningar

Útbúið vatnsbað og setjið Sous Vide í það. Stillið á 141 F. Kryddið bringurnar með salti og pipar og setjið í tvo lofttæmislokanlega poka með cajun sósunni. Losaðu loftið með vatnsflutningsaðferðinni, innsiglið og dýfðu pokunum í vatnsbaðið. Eldið í 1 klukkustund og 30 mínútur.

Þegar tímamælirinn hefur stöðvast skaltu fjarlægja kjúklinginn og þurrka hann. Fargið matreiðslusafa. Hitið smjör á pönnu við háan hita og steikið bringuna í 1 mínútu á hlið. Skerið bringurnar og berið fram.

Sriracha kjúklingabringur

Undirbúningur + eldunartími: 1 klukkustund 55 mínútur | Skammtar: 4

Hráefni

8 msk smjör, skorið í teninga
1 pund beinlausar roðlausar kjúklingabringur
Salt og svartur pipar eftir smekk
1 tsk múskat
1½ bolli sriracha sósa

Leiðbeiningar

Útbúið vatnsbað og setjið Sous Vide í það. Stillt á 141 F.

Kryddið bringurnar með salti, múskati og pipar og. setjið í tvo lofttæmislokanlega poka með sriracha sósu. Losaðu loftið með vatnsflutningsaðferðinni, innsiglið og dýfðu pokunum í vatnsbaðið. Eldið í 1 klukkustund og 30 mínútur.

Þegar tímamælirinn hefur stöðvast skaltu fjarlægja kjúklinginn og þurrka hann með eldhúsþurrku. Fargið matreiðslusafanum. Hitið smjör á pönnu við háan hita og steikið bringurnar í 1 mínútu á hlið. Skerið bringurnar í litla bita.

Steinseljukjúklingur með karrýsósu

Undirbúningur + eldunartími: 2 klukkustundir 35 mínútur | Skammtar: 4

Hráefni

4 beinlausar roðlausar kjúklingabringur

Salt og svartur pipar eftir smekk

1 msk timjan

1 msk steinselja

5 bollar smjör karrýsósa

Leiðbeiningar

Útbúið vatnsbað og setjið Sous Vide í það. Stillt á 141 F.

Kryddið kjúklinginn með salti, timjan, steinselju og pipar. Setjið í tvo lofttæmislokanlega poka með sósunni. Losaðu loftið með vatnsflutningsaðferðinni, innsiglið og dýfðu pokunum í vatnsbaðið. Eldið í 1 klukkustund og 30 mínútur.

Þegar tímamælirinn hefur stöðvast skaltu fjarlægja kjúklinginn og þurrka hann með eldhúsþurrku. Geymið matreiðslusafann. Hitið pott yfir háum hita og hellið safi út í. Eldið í 10 mínútur þar til minnkað. Skerið kjúklinginn í bita og bætið þeim út í sósuna. Eldið í 2-3 mínútur. Berið fram strax.

Parmesan kjúklingabringa

Undirbúningur + eldunartími: 65 mínútur | Skammtar: 4

Hráefni:

2 kjúklingabringur, roð- og beinlausar
1 ½ bolli basil pestó
½ bolli macadamia hnetur, malaðar
¼ bolli parmesanostur, rifinn
3 msk ólífuolía

Leiðbeiningar:

Búðu til vatnsbað, settu Sous Vide í það og stilltu á 65 F. Skerið kjúkling í hæfilega stóra bita og hjúpið með pestói. Settu kjúklinginn flatan í tvo aðskilda lofttæmispoka án þess að skarast þá.

Losaðu loftið með vatnsflutningsaðferðinni og lokaðu pokunum. Dýfðu þeim í vatnsbaðið og stilltu teljarann á 50 mínútur. Þegar tímamælirinn hefur stöðvast skaltu fjarlægja og taka pokana úr innsigli.

Færið kjúklingabitana yfir á disk án safa. Stráið macadamia hnetum og osti yfir og hjúpið vel. Setjið pönnu yfir háan hita, bætið ólífuolíu út í. Þegar olían hefur hitnað skaltu fljótt steikja húðaða kjúklinginn í 1 mínútu allt í kring. Tæmdu fitu. Berið fram sem forrétt.

Malaður kjúklingur með tómötum

Undirbúningur + eldunartími: 100 mínútur | Skammtar: 4

Hráefni:

1 pund malaður kjúklingur
2 msk tómatmauk
¼ bolli kjúklingakraftur
¼ bolli tómatsafi
1 msk hvítur sykur
1 tsk timjan
1 msk laukduft
½ tsk oregano

Leiðbeiningar:

Útbúið vatnsbað og setjið Sous Vide í það. Stillt á 147 F.

Þeytið saman allt hráefnið nema kjúklinginn í potti. Eldið við meðalhita í 2 mínútur. Flyttu yfir í lofttæmanlegan poka. Losaðu loftið með vatnsfærsluaðferðinni, innsiglið og sökktu pokanum í bað. Eldið í 80 mínútur. Þegar það er búið skaltu fjarlægja pokann og sneiða. Berið fram heitt.

Kjúklingapottréttur með sveppum

Undirbúningur + eldunartími: 1 klukkustund 5 mínútur | Skammtar: 2

Hráefni:

2 meðalstór kjúklingalæri, roðlaus
½ bolli eldsteiktir tómatar, skornir í teninga
½ bolli kjúklingakraftur
1 msk tómatmauk
½ bolli takkasveppir, saxaðir
1 meðalstór sellerístilkur
1 lítil gulrót, saxuð
1 lítill laukur, saxaður
1 msk fersk basilika, smátt skorin
1 hvítlauksgeiri, pressaður
Salt og svartur pipar eftir smekk

Leiðbeiningar:

Gerðu vatnsbað, settu Sous Vide í það og stilltu á 129 F. Nuddaðu lærin með salti og pipar. Setja til hliðar. Saxið sellerístilkinn í hálfa tommu langa bita.

Settu nú kjötið í stóran lofttæmanlegan poka ásamt lauk, gulrót, sveppum, sellerístöngli og eldristuðum tómötum. Settu lokaða pokann á kaf í vatnsbaðið og stilltu tímamælirinn á 45 mínútur.

Þegar tímamælirinn hefur stöðvast skaltu taka pokann úr vatnsbaðinu og opna hann. Kjötið ætti að falla auðveldlega af beinum, svo fjarlægðu beinin.

Hitið smá olíu í meðalstórum potti og bætið hvítlauk út í. Steikið í stutta stund í um 3 mínútur, hrærið stöðugt í. Bætið við innihaldi pokans, kjúklingakrafti og tómatmauki. Látið suðuna koma upp og lækkið hitann í miðlungs. Eldið í 5 mínútur í viðbót, hrærið af og til. Berið fram með basilíkunni stráð yfir.

Auðveldasta No-Sear kjúklingabringan

Undirbúningur + eldunartími: 75 mínútur | Skammtar: 3

Hráefni:

1 pund kjúklingabringur, beinlausar
Salt og svartur pipar eftir smekk
1 tsk hvítlauksduft

Leiðbeiningar:

Gerðu vatnsbað, settu Sous Vide í það og stilltu það á 150 F. Þurrkaðu kjúklingabringurnar og kryddaðu með salti, hvítlauksdufti og pipar. Settu kjúklinginn í lofttæmandi poka, slepptu loftinu með vatnsfærsluaðferðinni og lokaðu því.

Settu í vatnið og stilltu tímamælirinn á að elda í 1 klukkustund. Þegar tímamælirinn hefur stöðvast skaltu fjarlægja og taka pokann úr innsigli. Fjarlægðu kjúklinginn og láttu kólna til síðari notkunar.

Appelsínugult kjúklingalæri

Undirbúningur + eldunartími: 2 klst | Skammtar: 4

Hráefni:

2 pund kjúklingalæri

2 litlar chilipipar, smátt saxaðar

1 bolli kjúklingasoð

1 laukur, saxaður

½ bolli nýkreistur appelsínusafi

1 tsk appelsínuþykkni, fljótandi

2 msk jurtaolía

1 tsk grillkryddblanda

Fersk steinselja til að skreyta

Leiðbeiningar:

Gerðu vatnsbað, settu Sous Vide í það og stilltu á 167 F.

Hitið ólífuolíu í stórum potti. Bætið söxuðum lauk út í og hrærið í 3 mínútur, við meðalhita, þar til hann er hálfgagnsær.

Blandaðu appelsínusafanum saman við chilipipar og appelsínuþykkni í matvinnsluvél. Púlsaðu þar til það hefur blandast vel saman. Hellið blöndunni í pott og lækkið hitann. Látið malla í 10 mínútur.

Húðaðu kjúklingnum með grillkryddblöndunni og settu í pott. Bætið kjúklingasoði út í og eldið þar til helmingur vökvans er gufaður upp. Fjarlægðu í stóran lofttæmanlegan poka og innsiglaðu. Setjið pokann á kaf í vatnsbaðið og eldið í 45 mínútur. Þegar tímamælirinn hefur stöðvast skaltu taka pokann úr vatnsbaðinu og opna hann. Skreytið með ferskri steinselju og berið fram.

Timjan kjúklingur með sítrónu

Undirbúningur + eldunartími: 2 klukkustundir 15 mínútur | Skammtar: 3

Hráefni:

3 kjúklingalæri
Salt og svartur pipar eftir smekk
3 sneiðar sítrónu
3 greinar timjan
3 msk ólífuolía til að steikja

Leiðbeiningar:

Gerðu vatnsbað, settu Sous Vide í það og stilltu á 165 F. Kryddaðu kjúklinginn með salti og pipar. Toppið með sítrónusneiðum og timjangreinum. Settu þau í lofttæmandi poka, slepptu loftinu með vatnsfærsluaðferðinni og lokaðu pokann. Setjið á kaf í vatnspokann og stillið teljarann á 2 klst.

Þegar tímamælirinn hefur stöðvast skaltu fjarlægja og taka pokann úr innsigli. Hitið ólífuolíu á steypujárnspönnu við háan hita. Setjið kjúklingalærin, húðina niður í pönnu og steikið þar til þau eru gullinbrún. Skreytið með auka sítrónubátum. Berið fram með hlið af cauli hrísgrjónum.

Pipar kjúklingasalat

Undirbúningur + eldunartími: 1 klukkustund 15 mínútur | Skammtar: 4

Hráefni:

4 kjúklingabringur, bein- og roðlausar

¼ bolli jurtaolía auk þriggja msk fyrir salat

1 meðalstór laukur, afhýddur og smátt saxaður

6 kirsuberjatómatar, helmingaðir

Salt og svartur pipar eftir smekk

1 bolli salat, smátt saxað

2 msk af nýkreistum sítrónusafa

Leiðbeiningar:

Gerðu vatnsbað, settu Sous Vide í það og stilltu á 149 F.

Skolið kjötið vandlega undir köldu vatni og þurrkið það með eldhúspappír. Skerið kjötið í hæfilega stóra bita og setjið í lofttæmandi poka ásamt ¼ bolla af olíu og innsigli. Settu pokann á kaf í vatnsbaðinu. Þegar tímamælirinn hefur stöðvast skaltu taka kjúklinginn úr pokanum, þurrka hann og kæla að stofuhita.

Blandið lauknum, tómötunum og salatinu saman í stóra skál. Að lokum er kjúklingabringunum bætt út í og kryddað með þremur matskeiðum af olíu, sítrónusafa og smá salti eftir smekk. Toppið með grískri jógúrt og ólífum. Hins vegar er það valfrjálst. Berið fram kalt.

Heilur kjúklingur

Undirbúningur + eldunartími: 7 klukkustundir 15 mínútur | Skammtar: 6

Hráefni:

1 (5 lb) fullur kjúklingur, troðinn

5 bollar kjúklingakraftur

3 bollar blandaðar paprikur, skornar í teninga

3 bollar selleri, skorið í teninga

3 bollar blaðlaukur, skorinn í teninga

1 ¼ tsk salt

1 ¼ tsk svört piparkorn

2 lárviðarlauf

Leiðbeiningar:

Gerðu vatnsbað, settu Sous Vide í það og stilltu á 150 F. Kryddaðu kjúklinginn með salti.

Setjið öll upptalin hráefni og kjúklinginn í umtalsverðan lofttæmanlegan poka. Losaðu loftið með vatnsflutningsaðferðinni og innsiglið tómarúmpokann. Slepptu í vatnsbað og stilltu tímamælirinn á 7 klst.

Hyljið vatnið með plastpoka til að draga úr uppgufun og vatn á 2 tíma fresti í baðið. Þegar tímamælirinn hefur stöðvast skaltu fjarlægja og taka pokann úr innsigli. Forhitið kál, takið kjúklinginn varlega af og þurrkið hann. Setjið kjúklinginn í grillið og steikið þar til húðin er gullinbrún. Látið kjúklinginn hvíla í 8 mínútur, skerið í sneiðar og berið fram.

Einföld krydduð kjúklingalæri

Undirbúningur + eldunartími: 2 klukkustundir 55 mínútur | Skammtar: 6

Hráefni:

1 pund kjúklingalæri, með bein
3 msk smjör
1 msk cayenne pipar
Salt eftir smekk

Leiðbeiningar:

Gerðu vatnsbað, settu Sous Vide í það og stilltu á 165 F. Kryddaðu kjúklinginn með pipar og salti. Setjið kjúklinginn með einni matskeið af smjöri í lofttæmandi poka. Losaðu loftið með vatnsfærsluaðferðinni, innsiglið og sökktu pokanum í vatnsbaðið. Stilltu teljarann á 2 klukkustundir og 30 mínútur.

Þegar tímamælirinn hefur stöðvast skaltu fjarlægja pokann og opna hann. Hitið grillið og bræðið afganginn af smjörinu í örbylgjuofni. Smyrjið grillristina með smá af smjörinu og penslið kjúklinginn með afganginum af smjörinu. Steikið þar til dökkbrúnn litur er náð. Berið fram sem snarl.

Buffalo kjúklingavængir

Undirbúningur + eldunartími: 1 klukkustund og 20 mínútur | Skammtar: 6

Hráefni:

3 pund kjúklingavængir

3 tsk salt

2 tsk malaður hvítlaukur

2 msk reykt paprika

1 tsk sykur

½ bolli heit sósa

5 msk smjör

2 ½ bollar möndlumjöl

Ólífuolía til steikingar

Leiðbeiningar:

Gerðu vatnsbað, settu Sous Vide í það og stilltu á 144 F.

Blandið saman vængjunum, hvítlauknum, salti, sykri og reyktri papriku. Húðaðu kjúklinginn jafnt. Settu í umtalsverðan poka sem hægt er að lofttæma, slepptu lofti með vatnsfærsluaðferðinni og lokaðu pokanum.

Sökkva í vatnið. Stilltu tímamælirinn á að elda í 1 klukkustund. Þegar tímamælirinn hefur stöðvast skaltu fjarlægja og taka pokann úr innsigli. Hellið hveiti í stóra skál, bætið kjúklingnum út í og blandið saman.

Hitið olíu á pönnu við meðalhita, steikið kjúklinginn þar til hann er gullinbrúnn. Fjarlægðu og settu til hliðar. Bræðið smjör á annarri pönnu og bætið heitu sósunni út í. Skerið vængina með smjöri og heitri sósu. Berið fram sem forrétt

Rífnar kjúklingabollur

Undirbúningur + eldunartími: 3 klukkustundir 15 mínútur | Skammtar: 5

Hráefni:

½ pund kjúklingabringur, roðlausar og beinlausar
½ bolli macadamia hnetur, malaðar
⅓ bolli ólífuolíumajónesi
3 grænir laukar, smátt saxaðir
2 msk sítrónusafi
Salt og svartur pipar eftir smekk
3 msk ólífuolía

Leiðbeiningar:

Búðu til vatnsbað, settu Sous Vide í það og stilltu á 165 F. Settu kjúklinginn í lofttæmandi poka, slepptu loftinu með vatnsfærsluaðferðinni og lokaðu því. Settu pokann í vatnsbaðið og stilltu teljarann á 3 klst. Þegar tímamælirinn hefur stöðvast skaltu fjarlægja og taka pokann úr innsigli.

Rífið kjúklinginn í sundur og bætið honum í skál ásamt öllu því sem eftir er nema ólífuolíu. Blandið jafnt saman og búðu til bökunarbollur. Hitið ólífuolíu á pönnu yfir miðlungshita. Bætið kökum saman við og steikið til gullinbrúnar á báðum hliðum.

Kjúklingalæri með gulrótarmauki

Undirbúningur + eldunartími: 60 mínútur | Skammtar: 5

Hráefni:

2 pund kjúklingalæri

1 bolli gulrætur, þunnar sneiðar

2 msk ólífuolía

¼ bolli fínt saxaður laukur

2 bollar af kjúklingasoði

2 msk fersk steinselja, smátt söxuð

2 pressuð hvítlauksrif

Salt og svartur pipar eftir smekk

Leiðbeiningar:

Gerðu vatnsbað, settu Sous Vide í það og stilltu á 167 F. Þvoðu kjúklingalærin undir köldu rennandi vatni og þurrkaðu með eldhúspappír. Setja til hliðar.

Blandið saman 1 matskeið af ólífuolíu, steinselju, salti og pipar í skál. Hrærið vel og penslið lærin ríkulega með blöndunni. Setjið í stóran lofttæmanlegan poka og bætið við kjúklingasoði. Ýttu á pokann til að fjarlægja loftið. Lokaðu pokanum og settu í vatnsbaðið og stilltu tímamælirinn á 45 mínútur. Þegar tímamælirinn hefur stöðvast skaltu taka lærin úr pokanum og þurrka þau. Geymið matreiðsluvökvann.

Á meðan undirbúið gulræturnar. Færið í blandara og vinnið þar til maukað. Setja til hliðar.

Hitið afganginn af ólífuolíu í stórri pönnu yfir meðalhita. Bætið hvítlauk og lauk út í og hrærið í um 1-2 mínútur, eða þar til mjúkt. Bætið kjúklingalæri út í og eldið í 2-3 mínútur, snúið öðru hverju. Smakkið til hvort það sé tilbúið, stillið kryddið og bætið svo soði út í. Látið suðuna koma upp og takið af hellunni. Færið lærin yfir á disk og toppið með gulrótarmauki og stráið steinselju yfir.

Sítrónu kjúklingur með myntu

Undirbúningur + eldunartími: 2 klukkustundir 40 mínútur | Skammtar: 3

Hráefni:

1 pund kjúklingalæri, bein- og roðlaust
¼ bolli olía
1 msk nýkreistur sítrónusafi
2 hvítlauksrif, mulin
1 tsk engifer
½ tsk cayenne pipar
1 tsk fersk mynta, smátt söxuð
½ tsk salt

Leiðbeiningar:

Í lítilli skál, blandaðu ólífuolíu saman við sítrónusafa, hvítlauk, malað engifer, myntu, cayenne pipar og salti. Penslið hvert læri ríkulega með þessari blöndu og geymið í kæli í að minnsta kosti 30 mínútur.

Fjarlægðu læri úr kæli. Setjið í stóran lofttæmanlegan poka og eldið í 2 klukkustundir við 149 F. Takið úr lofttæmandi pokanum og berið fram strax með vorlauk.

Kjúklingur með kirsuberjamarmelaði

Undirbúningur + eldunartími: 4 klukkustundir 25 mínútur | Skammtar: 4

Hráefni

2 pund kjúklingur með bein í skinni

4 msk kirsuberjamarmelaði

2 msk malaður múskat

Salt og svartur pipar eftir smekk

Leiðbeiningar

Útbúið vatnsbað og setjið Sous Vide í það. Stillið á 172 F. Kryddið kjúklinginn með salti og pipar og blandið saman við afganginn af hráefninu. Setjið í lofttæmandi poka. Losaðu loftið með vatnsfærsluaðferðinni, innsiglið og sökktu pokanum í vatnsbaðið. Eldið í 4 klst.

Þegar tímamælirinn hefur stöðvast skaltu fjarlægja pokann og setja í eldfast mót. Hitið ofninn í 450 F. og steikið í 10 mínútur þar til hann er stökkur. Færið yfir á disk og berið fram.

Sætar kryddaðar kjúklingastangir

Undirbúningur + eldunartími: 2 klukkustundir 20 mínútur | Skammtar: 3

Hráefni:

½ msk sykur

½ bolli sojasósa

2 ½ tsk engifer, saxað

2 ½ tsk hvítlaukur, saxaður

2 ½ tsk rautt chili mauk

¼ pund litlar kjúklingalundir, roðlausar

2 msk ólífuolía

2 msk sesamfræ til að skreyta

1 rauðlaukur, saxaður til að skreyta

Salt og svartur pipar eftir smekk

Leiðbeiningar:

Gerðu vatnsbað, settu Sous Vide í það og stilltu á 165 F. Nuddaðu kjúklinginn með salti og pipar. Settu kjúklinginn í lofttæmandi poka, slepptu loftinu með vatnsfærsluaðferð og lokaðu honum.

Settu pokann í vatnsbaðið og stilltu teljarann á 2 klst. Þegar tímamælirinn hefur stöðvast skaltu fjarlægja og taka pokann úr innsigli. Blandið í skál restinni af innihaldsefnum nema ólífuolíu. Setja til hliðar. Hitið olíu á pönnu yfir miðlungshita, bætið kjúklingnum út í.

Þegar þær hafa brúnast aðeins á báðum hliðum er sósunni bætt út í og kjúklingurinn hjúpaður. Eldið í 10 mínútur. Skreytið með sesam og lauk. Berið fram með hlið af blómkálshrísgrjónum.

Fylltar kjúklingabringur

Undirbúningur + eldunartími: 1 klukkustund 15 mínútur | Skammtar: 5

Hráefni:

2 pund af kjúklingabringum, roð- og beinlausar

2 msk fersk steinselja, smátt söxuð

2 msk fersk basilíka, smátt skorin

1 stórt egg

½ bolli vorlaukur, saxaður

Salt og svartur pipar eftir smekk

2 msk ólífuolía

Leiðbeiningar:

Gerðu vatnsbað, settu Sous Vide í það og stilltu á 165 F. Þvoðu kjúklingabringurnar vandlega og þurrkaðu þær með eldhúspappír. Nuddaðu smá salti og pipar og settu til hliðar.

Blandið saman eggi, steinselju, basil og vorlauk í skál. Hrærið þar til það hefur blandast vel saman. Setjið kjúklingabringur á hreint yfirborð og hellið eggjablöndunni á miðjuna. Brjótið bringurnar yfir til að loka. Settu brjóstin í sérstakan lofttæmandi poka og þrýstu á til að fjarlægja loftið. Lokaðu lokinu og settu í tilbúið vatnsbað. Eldið en sous vide í 1 klst. Þegar tímamælirinn hefur stöðvast skaltu fjarlægja kjúklingabringurnar. Hitið olíu á pönnu við meðalhita. Bætið kjúklingabringum út í og brúnið í 2 mínútur á hvorri hlið.

Geggjaður kjúklingur

Undirbúningur + eldunartími: 2 klukkustundir 40 mínútur | Skammtar: 8

Hráefni:

1 fimm punda kjúklingur, heill

3 msk sítrónusafi

½ bolli ólífuolía

6 lárviðarlauf, þurrkuð

2 msk rósmarín, mulið

3 msk timjan, þurrkað

2 msk kókosolía

¼ bolli sítrónubörkur

3 hvítlauksrif, söxuð

Salt og svartur pipar eftir smekk

Leiðbeiningar:

Gerðu vatnsbað, settu Sous Vide í það og stilltu á 149 F. Skolaðu kjúklinginn vel undir köldu rennandi vatni og þurrkaðu hann með eldhúsþurrku. Setja til hliðar.

Blandaðu saman ólífuolíu með salti, sítrónusafa, þurrkuðum lárviðarlaufum, rósmaríni og timjan í lítilli skál. Fylltu kjúklingaholið með sítrónusneiðum og þessari blöndu.

Blandið kókosolíu saman við sítrónubörk og hvítlauk í annarri skál. Losaðu skinnið af kjúklingnum úr holdinu. Nuddaðu þessari blöndu undir húðina og settu í stóran plastpoka. Kælið í 30 mínútur. Takið úr kæli og setjið í stóran lofttæmanlegan poka. Settu pokann í vatnsbaðið og stilltu teljarann á 2 klst.

Miðjarðarhafs kjúklingalæri

Undirbúningur + eldunartími: 1 klukkustund 40 mínútur | Skammtar: 3

Hráefni:

1 pund kjúklingalæri
1 bolli ólífuolía
½ bolli nýkreistur lime safi
½ bolli steinseljublöð, smátt saxuð
3 hvítlauksrif, mulin
1 msk cayenne pipar
1 tsk þurrkað oregano
1 tsk sjávarsalt

Leiðbeiningar:

Skolið kjötið undir köldu rennandi vatni og látið renna af í stóru sigti. Blandið saman ólífuolíu með limesafa, saxaðri steinselju, pressuðum hvítlauk, cayenne pipar, oregano og salti í skál. Setjið flökin á kaf í þessa blöndu og hyljið. Kælið í 30 mínútur.

Takið kjötið úr kæliskápnum og látið renna af. Setjið í stórt lofttæmi sem hægt er að loka og eldið en Sous Vide í eina klukkustund við 167 F.

Kjúklingabringur með Harissa sósu

Undirbúningur + eldunartími: 65 mínútur | Skammtar: 4

Hráefni

1 pund kjúklingabringur, skornar í teninga

1 stilkur af fersku sítrónugrasi, saxað

2 msk fiskisósa

2 msk kókossykur

Salt eftir smekk

1 msk harissa sósa

Leiðbeiningar

Útbúið vatnsbað og setjið Sous Vide í það. Stilltu á 149 F. Blandaðu sítrónugrasi, fiskisósu, sykri og salti í blandara. Marineraðu kjúklinginn með sósunni og gerðu brochettes. Settu það í lofttæmislokanlegan poka. Losaðu loftið með vatnsfærsluaðferðinni, innsiglið og sökktu pokanum í vatnsbaðið. Eldið í 45 mínútur.

Þegar tímamælirinn hefur stöðvast skaltu fjarlægja pokann og setja í kalt vatnsbað. Takið kjúklinginn út og þeytið með harissa sósu. Hitið pönnu yfir meðalhita og steikið kjúklinginn. Berið fram.

Hvítlaukur kjúklingur með sveppum

Undirbúningur + eldunartími: 2 klukkustundir 15 mínútur | Skammtar: 6

Hráefni:

2 pund kjúklingalæri, roðlaust
1 pund cremini sveppir, skornir í sneiðar
1 bolli kjúklingakraftur
1 hvítlauksgeiri, pressaður
4 msk ólífuolía
½ tsk laukduft
½ tsk salvíublöð, þurrkuð
¼ tsk cayenne pipar
Salt og svartur pipar eftir smekk

Leiðbeiningar:

Þvoðu lærin vandlega undir köldu rennandi vatni. Þurrkaðu með eldhúspappír og settu til hliðar. Hitið ólífuolíuna á meðalhita í stórri pönnu. Brúnið báðar hliðar kjúklingalæranna í 2 mínútur. Takið af pönnunni og setjið til hliðar.

Bætið nú hvítlauk út í og steikið þar til hann verður ljósbrúnn. Hrærið sveppum saman við, hellið soðinu út í og eldið þar til suðu hefur náðst. Takið af pönnunni og setjið til hliðar. Kryddið lærin með salti, pipar, cayenne pipar og laukdufti. Setjið í stóran lofttæmanlegan poka ásamt sveppum og salvíu. Lokaðu pokanum og eldaðu en Sous Vide í 2 klukkustundir við 149 F.

Kjúklingalæri með kryddjurtum

Undirbúningur + eldunartími: 4 klukkustundir 10 mínútur | Skammtar: 4

Hráefni:

1 pund kjúklingalæri
1 bolli extra virgin ólífuolía
¼ bolli eplaedik
3 hvítlauksrif, mulin
½ bolli nýkreistur sítrónusafi
1 msk fersk basilíka, saxuð
2 msk ferskt timjan, saxað
1 msk ferskt rósmarín, saxað
1 tsk cayenne pipar
1 tsk salt

Leiðbeiningar:

Skolaðu kjötið undir köldu rennandi vatni og settu í stórt sigti til að tæma það. Setja til hliðar.

Í stórri skál skaltu sameina ólífuolíu með eplaediki, hvítlauk, sítrónusafa, basil, timjan, rósmarín, salti og cayenne pipar. Setjið lærin á kaf í þessa blöndu og geymið í kæli í eina klukkustund. Takið kjötið úr marineringunni og látið renna af. Setjið í stóran lofttæmanlegan poka og eldið en Sous Vide í 3 klukkustundir við 149 F.

Kjúklingabúðingur með þistilhjörtum

Undirbúningur + eldunartími: 1 klukkustund og 30 mínútur | Skammtar: 3

Hráefni:

1 pund kjúklingabringur, beinlaus og roðlaus

2 meðalstórir ætiþistlar

2 msk smjör

2 msk extra virgin ólífuolía

1 sítróna, safi

Handfylli af ferskum steinseljulaufum, smátt saxað

Salt og svartur pipar eftir smekk

½ tsk chilipipar

Leiðbeiningar:

Skolið kjötið vandlega og þurrkið það með eldhúspappír. Skerið kjötið í smærri bita með beittum skurðarhníf og fjarlægið beinin. Nuddið með ólífuolíu og setjið til hliðar.

Hitið sautépönnu yfir meðalhita. Lækkið hitann aðeins niður í miðlungs og bætið kjötinu út í. Eldið í 3 mínútur þar til það er gullið á báðum hliðum. Takið af hitanum og setjið yfir í stóran lofttæmanlegan poka. Lokaðu pokanum og eldaðu en Sous Vide í eina klukkustund við 149 F.

Á meðan undirbúið ætiþistlina. Skerið sítrónuna í helminga og kreistið safann í litla skál. Skiptið safanum í tvennt og setjið til hliðar. Notaðu beittan skurðarhníf til að klippa ytri blöðin af þar til þú nærð þeim gulu og mjúku. Skerið græna ytri húðina í kringum ætiþistlabotninn af og gufið. Gakktu úr skugga um að fjarlægja 'hárin' í kringum þistilhjarta. Þeir eru óætur svo einfaldlega hentu þeim.

Skerið þistilhjörtu í hálfa tommu bita. Nuddið með helmingnum af sítrónusafa og setjið í þykkbotna pott. Bætið við nægu vatni til að hylja og eldið þar til það er alveg mjúkt. Takið af hellunni og látið renna af. Kælið í smá stund við stofuhita. Skerið hvern bita í þunnar ræmur.

Blandaðu nú ætiþistli með kjúklingakjöti í stórri skál. Hrærið salti, pipar og afganginum af sítrónusafanum saman við. Bræðið smjör við meðalhita og hellið yfir búðinginn. Stráið chilipipar yfir og berið fram.

Möndlu Butternut Squash & Kjúklingasalat

Undirbúningur + eldunartími: 1 klukkustund 15 mínútur | Skammtar: 2

Hráefni

6 kjúklingalundir

4 bollar butternut squash, skorið í teninga og ristað

4 bollar rokettomatar

4 msk sneiðar möndlur

Safi úr 1 sítrónu

2 msk ólífuolía

4 msk rauðlaukur, saxaður

1 msk paprika

1 msk túrmerik

1 msk kúmen

Salt eftir smekk

Leiðbeiningar

Útbúið vatnsbað og setjið Sous Vide í það. Stillt á 138 F.

Setjið kjúklinginn og öll kryddin í lofttæmanlegan poka. Hristið vel. Losaðu loftið með vatnsfærsluaðferðinni, innsiglið og sökktu pokanum í vatnsbaðið. Eldið í 60 mínútur.

Þegar tímamælirinn hefur stöðvast, fjarlægðu pokann og færðu hann yfir á upphitaða pönnu. Steikið í 1 mínútu á hvorri hlið. Blandið saman restinni af hráefnunum í skál. Berið fram með kjúklingi ofan á.

Kjúklinga- og valhnetusalat

Undirbúningur + eldunartími: 2 klukkustundir 20 mínútur | Skammtar: 4

Hráefni

2 roðlausar kjúklingabringur, beinlausar

Salt og svartur pipar eftir smekk

1 msk maísolía

1 epli, kjarnhreinsað og skorið í teninga

1 tsk lime safi

½ bolli hvít vínber, skorin í tvennt

1 stafur sellerí, skorið í teninga

1/3 bolli majónesi

2 tsk Chardonnay vín

1 tsk Dijon sinnep

1 höfuð Romaine salat

½ bolli valhnetur, ristaðar og saxaðar

Leiðbeiningar

Útbúið vatnsbað og setjið Sous Vide í það. Stillt á 146 F.

Setjið kjúklinginn í lofttæmandi poka og kryddið með salti og pipar. Losaðu loftið með vatnsfærsluaðferðinni, innsiglið og sökktu pokanum í vatnsbaðið. Eldið í 2 klst.

Þegar tímamælirinn hefur stöðvast skaltu fjarlægja pokann og farga matreiðslusafanum. Í stórri skál, kastaðu eplasneiðum með lime safa. Bætið sellerí og hvítum vínberjum út í. Blandið vel saman.

Í annarri skál skaltu hræra majónesi, Dijon sinnep og Chardonnay víni. Hellið blöndunni yfir ávextina og blandið vel saman. Saxið kjúklinginn og setjið í meðalstóra skál, kryddið með salti og blandið vel saman. Setjið kjúklinginn í salatskálina. Setjið romaine salatið í salatskálar og setjið salat ofan á. Skreytið með valhnetum.

Krabbakjöt með lime smjörsósu

Undirbúningur + eldunartími: 70 mínútur | Skammtar: 4

Hráefni

6 hvítlauksrif, söxuð
Börkur og safi úr ½ lime
1 pund krabbakjöt
4 msk smjör

Leiðbeiningar

Útbúið vatnsbað og setjið Sous Vide í það. Stilltu á 137 F. Blandaðu vel saman helmingnum af hvítlauk, lime börk og helmingnum af lime safa. Setja til hliðar. Setjið krabbakjötið, smjörið og limeblönduna í lofttæmanlegan poka. Losaðu loftið með vatnsfærsluaðferðinni, innsiglið og sökktu pokanum í vatnsbaðið. Eldið í 50 mínútur. Þegar tímamælirinn hefur stöðvast skaltu fjarlægja pokann. Fargið matreiðslusafanum.

Hitið pott yfir miðlungs lágan hita og hellið afganginum af smjörinu, afganginum af limeblöndunni og afganginum af limesafa út í. Berið krabbann fram í 4 ramekinum, stráið lime smjöri yfir.

Hraður lax að norðan

Undirbúningur + eldunartími: 30 mínútur | Skammtar: 4

Hráefni

1 msk ólífuolía

4 laxaflök, roð á

Salt og svartur pipar eftir smekk

Börkur og safi úr 1 sítrónu

2 msk gult sinnep

2 tsk sesamolía

Leiðbeiningar

Útbúið vatnsbað og setjið Sous Vide í það. Stillið á 114 F. Kryddið laxinn með salti og pipar. Blandið saman sítrónuberki og safa, olíu og sinnepi. Setjið laxinn í 2 lofttæmandi poka með sinnepsblöndunni. Losaðu loftið með vatnsflutningsaðferðinni, innsiglið og sökkva pokunum í baðið. Eldið í 20 mínútur. Hitið sesamolíu á pönnu. Þegar tímamælirinn hefur stöðvast skaltu fjarlægja laxinn og þurrka hann. Færið laxinn yfir í pönnu og steikið í 30 sekúndur á hlið.

Bragðgóður silungur með sinnepi og tamari sósu

Undirbúningur + eldunartími: 35 mínútur | Skammtar: 4

Hráefni

¼ bolli ólífuolía
4 silungsflök, roðhreinsuð og skorin í sneiðar
½ bolli Tamari sósa
¼ bolli ljós púðursykur
2 hvítlauksrif, söxuð
1 msk Colemans sinnep

Leiðbeiningar

Útbúið vatnsbað og setjið Sous Vide í það. Stilltu á 130 F. Sameina Tamari sósu, púðursykur, ólífuolíu og hvítlauk. Settu silunginn í lofttæmanlegan poka með tamariblöndu. Losaðu loftið með vatnsfærsluaðferðinni, innsiglið og sökktu pokanum í vatnsbaðið. Eldið í 30 mínútur.

Þegar tímamælirinn hefur stöðvast skaltu fjarlægja silunginn og þurrka hann með eldhúsþurrku. Fargið matreiðslusafanum. Skreytið með tamari sósu og sinnepi til að bera fram.

Sesam túnfiskur með engifersósu

Undirbúningur + eldunartími: 45 mínútur | Skammtar: 6

Hráefni:

Túnfiskur:

3 túnfisksteikur

Salt og svartur pipar eftir smekk

⅓ bolli ólífuolía

2 msk canola olía

½ bolli svört sesamfræ

½ bolli hvít sesamfræ

Engifersósa:

1 tommu engifer, rifinn

2 skalottlaukar, saxaðir

1 rauður chili, saxaður

3 msk vatn

2 ½ lime safi

1 ½ msk hrísgrjónaedik

2 ½ msk sojasósa

1 msk fiskisósa

1 ½ msk sykur

1 búnt grænt salatblöð

Leiðbeiningar:

Byrjaðu á sósunni: settu litla pönnu yfir lágan hita og bættu við ólífuolíu. Þegar það hefur hitnað skaltu bæta við engifer og chili. Eldið í 3 mínútur Bætið við sykri og ediki, hrærið og eldið þar til sykurinn leysist upp. Bætið við vatni og látið suðuna koma upp. Bætið sojasósu, fiskisósu og limesafa út í og eldið í 2 mínútur. Setjið til hliðar til að kólna.

Gerðu vatnsbað, settu Sous Vide í það og stilltu á 110 F. Kryddaðu túnfiskinn með salti og pipar og settu í 3 aðskilda lofttæmislokanlega poka. Bætið við ólífuolíu, sleppið lofti úr pokanum með vatnsfærsluaðferðinni, innsiglið og sökkvið pokanum í vatnsbaðið. Stilltu teljarann á 30 mínútur.

Þegar tímamælirinn hefur stöðvast skaltu fjarlægja og taka pokann úr innsigli. Leggið túnfiskinn til hliðar. Setjið pönnu yfir lágan hita og bætið við rapsolíu. Á meðan þú hitar skaltu blanda sesamfræjum í skál. Þurrkaðu túnfiskinn, klæddu þau með sesamfræjum og steiktu topp og botn í upphitaðri olíu þar til fræin byrja að ristast.

Skerið túnfisk í þunnar strimla. Setjið framreiðsludisk með salati og raðið túnfiski á salatbeðið. Berið fram með engifersósu sem forrétt.

Guðdómleg hvítlauks-sítrónu krabbarúllur

Undirbúningur + eldunartími: 60 mínútur | Skammtar: 4

Hráefni

4 msk smjör

1 pund soðið krabbakjöt

2 hvítlauksrif, söxuð

Börkur og safi úr ½ sítrónu

½ bolli majónesi

1 fennelpera, saxuð

Salt og svartur pipar eftir smekk

4 rúllur, skiptar, olíuaðar og ristaðar

Leiðbeiningar

Útbúið vatnsbað og setjið Sous Vide í það. Stilltu á 137 F. Sameina hvítlauk, sítrónubörk og 1/4 bolla af sítrónusafa. Settu krabbakjötið í lofttæmanlegan poka með smjöri og sítrónublöndu. Losaðu loftið með vatnsfærsluaðferðinni, innsiglið og sökktu pokanum í vatnsbaðið. Eldið í 50 mínútur.

Þegar tímamælirinn hefur stöðvast skaltu fjarlægja pokann og setja í skál. Fargið matreiðslusafanum. Blandið krabbakjötinu saman við afganginn af sítrónusafanum, majónesi, fennel, dilli, salti og pipar. Fylltu rúllurnar með krabbakjötsblöndunni áður en þær eru bornar fram.

Kryddaður kolkrabba með sítrónusósu

Undirbúningur + eldunartími: 4 klukkustundir 15 mínútur | Skammtar: 4

Hráefni

5 msk ólífuolía
1 pund kolkrabba tentacles
Salt og svartur pipar eftir smekk
2 msk sítrónusafi
1 msk sítrónubörkur
1 msk söxuð fersk steinselja
1 tsk timjan
1 msk paprika

Leiðbeiningar

Útbúið vatnsbað og setjið Sous Vide í það. Stilltu á 179 F. Skerið tentaklana í meðalstórar lengdir. Kryddið með salti og pipar. Setjið lengdirnar með ólífuolíu í lofttæmanlegan poka. Losaðu loftið með vatnsfærsluaðferðinni, innsiglið og sökktu pokanum í vatnsbaðið. Eldið í 4 klst.

Þegar tímamælirinn hefur stöðvast skaltu fjarlægja kolkrabbinn og klappa honum þurr með eldhúsþurrku. Fargið matreiðslusafanum. Stráið ólífuolíu yfir.

Hitið grill yfir meðalhita og steikið tentaklana í 10-15 sekúndur á hlið. Setja til hliðar. Blandið sítrónusafanum, sítrónuberki, papriku, timjani og steinselju vel saman. Toppaðu kolkrabbinn með sítrónudressingu.

Creole Rækju Kabobs

Undirbúningur + eldunartími: 50 mínútur | Skammtar: 4

Hráefni

Börkur og safi úr 1 sítrónu

6 msk smjör

2 hvítlauksrif, söxuð

Salt og hvítur pipar eftir smekk

1 msk kreólakrydd

1½ pund rækjur, afvegaðar

1 msk hakkað ferskt dill + til skrauts

Sítrónubátar

Leiðbeiningar

Útbúið vatnsbað og setjið Sous Vide í það. Stillt á 137 F.

Bræðið smjör í potti við meðalhita og bætið út í hvítlauk, kreólakryddi, sítrónuberki og safa, salti og pipar. Eldið í 5 mínútur þar til smjörið hefur bráðnað. Setjið til hliðar og látið kólna.

Setjið rækjurnar í lofttæmandi poka með smjörblöndunni. Losaðu loftið með vatnsfærsluaðferðinni, innsiglið og sökktu pokanum í vatnsbaðið. Eldið í 30 mínútur.

Þegar tímamælirinn hefur stöðvast skaltu fjarlægja rækjurnar og þurrka þær með eldhúsþurrku. Fargið matreiðslusafanum. Þræðið rækjurnar á kabóna og skreytið með dilli og kreistið sítrónu til að bera fram.

Rækjur með kryddsósu

Undirbúningur + eldunartími: 40 mínútur + kælitími | Skammtar: 5

Hráefni

2 pund rækjur, afvegaðar og afhýddar
1 bolli tómatmauk
2 msk piparrótarsósa
1 tsk sítrónusafi
1 tsk Tabasco sósa
Salt og svartur pipar eftir smekk

Leiðbeiningar

Útbúið vatnsbað og setjið Sous Vide í það. Stilltu á 137 F. Settu rækjur í lofttæmandi poka. Losaðu loftið með vatnsfærsluaðferðinni, innsiglið og sökktu pokanum í baðið. Eldið í 30 mínútur.

Þegar tímamælirinn hefur stöðvast skaltu fjarlægja pokann og setja í ísvatnsbað í 10 mínútur. Látið kólna í ísskápnum í 1-6 klst. Blandið vel saman tómatmauki, piparrótarsósu, sojasósu, sítrónusafa, Tabasco sósu, salti og pipar. Berið fram rækjur með sósunni.

Lúða með skallottum og estragon

Undirbúningur + eldunartími: 50 mínútur | Skammtar: 2

Hráefni:

2 punda lúðuflök

3 greinar estragon lauf

1 tsk hvítlauksduft

1 tsk laukduft

Salt og hvítur pipar eftir smekk

2 ½ tsk + 2 tsk smjör

2 skalottlaukar, afhýddir og helmingaðir

2 greinar timjan

Sítrónubátar til skrauts

Leiðbeiningar:

Gerðu vatnsbað, settu Sous Vide í það og stilltu á 124 F. Skerið lúðuflök í 3 bita hver og nuddið með salti, hvítlauksdufti, laukdufti og pipar. Setjið flökin, estragon og 2 ½ tsk af smjöri í 3 mismunandi lofttæmislokanlega poka. Losaðu loftið með vatnsflutningsaðferðinni og lokaðu pokunum. Setjið þær í vatnsbaðið og eldið í 40 mínútur.

Þegar tímamælirinn hefur stöðvast skaltu fjarlægja og taka pokana úr innsigli. Setjið pönnu yfir lágan hita og bætið restinni af smjörinu út í. Þegar það er hitað skaltu fjarlægja húðina af lúðunum og þurrka. Bætið lúðu með skalottlaukum og timjan út í og steikið botn og topp þar til hún verður stökk. Skreytið með sítrónubátum. Berið fram með hlið af gufusoðnu grænmeti.

Herb Smjör Sítrónu Þorskur

Undirbúningur + eldunartími: 37 mínútur | Skammtar: 6

Hráefni

8 msk smjör

6 þorskflök

Salt og svartur pipar eftir smekk

Börkur af ½ sítrónu

1 msk hakkað ferskt dill

½ msk saxaður ferskur graslaukur

½ msk söxuð fersk basilíka

½ msk söxuð fersk salvía

Leiðbeiningar

Útbúið vatnsbað og setjið Sous Vide í það. Stillið á 134 F. Kryddið þorskinn með salti og pipar. Setjið þorskinn og sítrónubörkinn í lofttæmanlegan poka.

Setjið smjörið, helminginn af dilli, graslauk, basil og salvíu í sérstakan lofttæmanlegan poka. Losaðu loftið með vatnsfærsluaðferðinni, innsiglið og sökktu báðum pokunum í vatnsbaðið. Eldið í 30 mínútur.

Þegar tímamælirinn hefur stöðvast skaltu fjarlægja þorskinn og þurrka hann með eldhúsþurrku. Fargið matreiðslusafanum. Takið smjörið úr hinum pokanum og hellið yfir þorskinn. Skreytið með restinni af dilli.

Grouper með Beurre Nantais

Undirbúningur + eldunartími: 45 mínútur | Skammtar: 6

Hráefni:

<u>Grouper:</u>

2 punda hópur, skorinn í 3 bita hver

1 tsk kúmenduft

½ tsk hvítlauksduft

½ tsk laukduft

½ tsk kóríanderduft

¼ bolli fiskkrydd

¼ bolli pecan olía

Salt og hvítur pipar eftir smekk

<u>Beurre Blanc:</u>

1 pund smjör

2 msk eplaedik

2 skalottlaukar, saxaðir

1 tsk piparkorn, mulið

5 oz þungur rjómi,

Salt eftir smekk

2 greinar dill

1 msk sítrónusafi

1 msk saffranduft

Leiðbeiningar:

Búðu til vatnsbað, settu Sous Vide í það og stilltu á 132 F. Kryddaðu hópabitana með salti og hvítum pipar. Settu í lofttæmandi poka, slepptu lofti með vatnsflutningsaðferðinni, lokaðu og sökktu pokanum í vatnsbaðið. Stilltu teljarann á 30 mínútur. Blandið saman kúmeni, hvítlauk, lauk, kóríander og fiskkryddinu. Setja til hliðar.

Gerðu beurre blanc á meðan. Setjið pönnu yfir meðalhita og bætið við skalottlaukum, ediki og piparkornum. Eldið til að fá síróp. Lækkið hitann í lágan og bætið smjöri út í, þeytið stöðugt. Bætið við dilli, sítrónusafa og saffrandufti, hrærið stöðugt og látið malla í 2 mínútur. Bætið rjóma út í og kryddið með salti. Eldið í 1 mínútu. Slökkvið á hitanum og setjið til hliðar.

Þegar tímamælirinn hefur stöðvast skaltu fjarlægja og taka pokann úr innsigli. Setjið pönnu yfir miðlungshita, bætið pekanolíu út í. Þurrkaðu gröfina og kryddaðu með kryddblöndunni og steiktu í upphitaðri olíu. Berið fram grouper og beurre nantais með hlið af gufusoðnu spínati.

Túnfiskflögur

Undirbúningur + eldunartími: 1 klukkustund 45 mínútur | Skammtar: 4

Hráefni:

¼ pund túnfisksteik

1 tsk rósmarín lauf

1 tsk timjanblöð

2 bollar ólífuolía

1 hvítlauksgeiri, saxaður

Leiðbeiningar:

Búðu til vatnsbað, settu Sous Vide í það og stilltu á 135 F. Settu túnfisksteikina, saltið, rósmarín, hvítlauk, timjan og tvær matskeiðar af olíu í lofttæmandi poka. Losaðu loftið með vatnsfærsluaðferðinni, innsiglið og sökktu pokanum í vatnsbaðið. Stilltu teljarann á 1 klukkustund og 30 mínútur.

Þegar tímamælirinn hefur stöðvast skaltu fjarlægja pokann. Setjið túnfiskinn í skál og setjið til hliðar. Setjið pönnu yfir háan hita, bætið við afganginum af ólífuolíu. Þegar það hefur hitnað er túnfiskinum hellt yfir. Flakið túnfiskinn með tveimur gafflum. Flyttu yfir og geymdu í loftþéttu íláti með ólífuolíu í allt að viku. Berið fram í salötum.

Smjört hörpuskel

Undirbúningur + eldunartími: 55 mínútur | Skammtar: 3

Hráefni:

½ pund hörpuskel

3 tsk smjör (2 tsk til eldunar + 1 tsk til að steikja)

Salt og svartur pipar eftir smekk

Leiðbeiningar:

Gerðu vatnsbað, settu Sous Vide í það og stilltu á 140 F. Þurrkaðu hörpuskel með pappírshandklæði. Setjið hörpuskel, salt, 2 matskeiðar af smjöri og pipar í lofttæmandi poka. Losaðu loftið með vatnsflutningsaðferðinni, innsiglið og sökktu pokanum í vatnsbaðið og stilltu tímamælirinn á 40 mínútur.

Þegar tímamælirinn hefur stöðvast skaltu fjarlægja og taka pokann úr innsigli. Þurrkaðu hörpuskelina með pappírshandklæði og settu til hliðar. Setjið pönnu yfir meðalhita og smjörið sem eftir er. Þegar það hefur bráðnað, steikið hörpuskelina á báðum hliðum þar til hún er gullinbrún. Berið fram með smjörblönduðu grænmeti til hliðar.

Minty sardínur

Undirbúningur + eldunartími: 1 klukkustund 20 mínútur | Skammtar: 3

Hráefni:

2 pund sardínur
¼ bolli ólífuolía
3 hvítlauksrif, mulin
1 stór sítróna, ný safi
2 greinar fersk mynta
Salt og svartur pipar eftir smekk

Leiðbeiningar:

Þvoið og hreinsið hvern fisk en geymið roðið. Þurrkaðu með eldhúspappír.

Í stórri skál, blandaðu saman ólífuolíu með hvítlauk, sítrónusafa, ferskri myntu, salti og pipar. Settu sardínurnar í stóran lofttæmanlegan poka ásamt marineringunni. Eldið í vatnsbaði í eina klukkustund við 104 F. Takið úr baðinu og tæmið en geymið sósuna. Dreifið fiski með sósu og gufusoðnum blaðlauk.

Haflauk í hvítvíni

Undirbúningur + eldunartími: 2 klst | Skammtar: 2

Hráefni:

1 pund sjóbirtingur, um 1 tommu þykkur, hreinsaður
1 bolli af extra virgin ólífuolíu
1 sítróna, safi
1 msk sykur
1 msk þurrkað rósmarín
½ msk þurrkað oregano
2 hvítlauksrif, mulin
½ bolli hvítvín
1 tsk sjávarsalt

Leiðbeiningar:

Sameina ólífuolíu með sítrónusafa, sykri, rósmaríni, oregano, muldum hvítlauk, víni og salti í stórri skál. Setjið fisk í þessa blöndu og látið marinerast í eina klukkustund í kæli. Takið úr kæli og látið renna af en geymið vökvann til framreiðslu. Setjið flök í stóran lofttæmanlegan poka og innsiglið. Eldið en Sous Vide í 40 mínútur við 122 F. Dreypið afganginum af marineringunni yfir flökin og berið fram.

Lax- og grænkálssalat með avókadó

Undirbúningur + eldunartími: 1 klst | Skammtar: 3

Hráefni:

1 pund roðlaust laxaflök

Salt og svartur pipar eftir smekk

½ lífræn sítróna, safi

1 msk ólífuolía

1 bolli grænkálsblöð, rifin

½ bolli ristaðar gulrætur, sneiddar

½ þroskað avókadó, skorið í litla teninga

1 msk ferskt dill

1 msk fersk steinseljublöð

Leiðbeiningar:

Kryddið flakið með salti og pipar á báðum hliðum og setjið í stóran lofttæmanlegan poka. Lokaðu pokanum og eldaðu en sous vide í 40 mínútur við 122 F. Fjarlægðu laxinn úr vatnsbaði og settu til hliðar.

Þeytið saman sítrónusafa, klípu af salti og svörtum pipar í hrærivélarskál og bætið smám saman ólífuolíu út í á meðan þeytt er stöðugt. Bætið rifnu grænkálinu út í og blandið saman til að hjúpa það jafnt með vinaigrette. Bætið ristuðum gulrótum, avókadó, dilli og steinselju út í. Kasta varlega til að sameina. Færið yfir í skál og berið fram með laxi ofan á.

Engiferður lax

Undirbúningur + eldunartími: 45 mínútur | Skammtar: 4

Hráefni:

4 laxaflök, með roði
2 tsk sesamolía
1 ½ ólífuolía
2 msk engifer, rifið
2 msk sykur

Leiðbeiningar:

Gerðu vatnsbað, settu Sous Vide í það og stilltu á 124F. Kryddið laxinn með salti og pipar. Setjið afganginn af innihaldsefninu í skál og blandið saman.

Settu lax- og sykurblönduna í tvo lofttæmislokanlega poka, slepptu lofti með vatnsfærsluaðferðinni, lokaðu og sökktu pokanum í vatnsbaðið. Stilltu teljarann á 30 mínútur.

Þegar tímamælirinn hefur stöðvast skaltu fjarlægja og taka pokann úr innsigli. Setjið pönnu yfir meðalhita, setjið smjörpappír neðst og hitið. Bætið laxinum út í, hýðið niður og steikið í 1 mínútu hvor. Berið fram með smjöruðu spergilkáli.

Kræklingur í ferskum lime safa

Undirbúningur + eldunartími: 40 mínútur | Skammtar: 2

Hráefni:

1 pund ferskur kræklingur, skeggjaður

1 meðalstór laukur, afhýddur og smátt saxaður

Hvítlauksrif, mulið

½ bolli nýkreistur lime safi

¼ bolli fersk steinselja, smátt söxuð

1 msk rósmarín, smátt saxað

2 msk ólífuolía

Leiðbeiningar:

Setjið krækling ásamt limesafa, hvítlauk, lauk, steinselju, rósmaríni og ólífuolíu í stóran lofttæmanlegan poka. Eldið en Sous Vide í 30 mínútur við 122 F. Berið fram með grænu salati.

Jurtamarineraðar túnfisksteikur

Undirbúningur + eldunartími: 1 klukkustund 25 mínútur | Skammtar: 5

Hráefni:

2 punda túnfisksteikur, um það bil 1 tommu þykk
1 tsk þurrkað timjan, malað
1 tsk fersk basilíka, smátt skorin
¼ bolli smátt saxaður skalottlaukur
2 msk fersk steinselja, smátt söxuð
1 msk ferskt dill, smátt saxað
1 tsk nýrifinn sítrónubörkur
½ bolli sesamfræ
4 msk ólífuolía
Salt og svartur pipar eftir smekk

Leiðbeiningar:

Þvoið túnfiskflökin undir köldu rennandi vatni og þurrkið með eldhúspappír. Setja til hliðar.

Blandið saman timjan, basil, skalottlaukum, steinselju, dilli, olíu, salti og pipar í stóra skál. Blandið þar til það hefur blandast vel saman og leggið síðan steikurnar í bleyti í þessari marineringu. Húðaðu vel og kældu í 30 mínútur.

Settu steikurnar í stóran lofttæmanlegan poka ásamt marineringunni. Ýttu á pokann til að fjarlægja loftið og innsigla lokið. Eldið en Sous Vide í 40 mínútur við 131 gráðu hita.

Takið steikurnar úr pokanum og setjið yfir á eldhúspappír. Þurrkaðu varlega og fjarlægðu kryddjurtirnar. Hitið pönnu yfir háan hita. Veltið steikunum upp úr sesamfræjum og setjið yfir á pönnu. Eldið í 1 mínútu á hvorri hlið og takið af hellunni.

Krabbakjötsbollur

Undirbúningur + eldunartími: 65 mínútur | Skammtar: 4

Hráefni:

1 pund klumpur krabbakjöt
1 bolli rauðlaukur, smátt saxaður
½ bolli rauð paprika, smátt saxuð
2 msk chilipipar, smátt saxaður
1 msk selleríblöð, smátt skorin
1 msk steinseljublöð, smátt skorin
½ tsk estragon, smátt saxað
Salt og svartur pipar eftir smekk
4 msk ólífuolía
2 msk möndlumjöl
3 egg, þeytt

Leiðbeiningar:

Hitið 2 matskeiðar af ólífuolíu á pönnu og bætið lauknum út í. Hrærið þar til það er hálfgagnsært og bætið við saxaðri rauðri papriku og chilipipar. Eldið í 5 mínútur, hrærið stöðugt í.

Flyttu yfir í stóra skál. Bætið við krabbakjöti, sellerí, steinselju, estragon, salti, pipar, möndlumjöli og eggjum. Hrærið vel og mótið blönduna í 2 tommu þvermál kökur. Skiptið kökum varlega á milli 2 lofttæmandi poka og lokaðu þeim. Eldið í sous vide í 40 mínútur við 122 F.

Hitið afganginn af ólífuolíu á grillpönnu sem ekki festist við, yfir háum hita. Takið kökurnar úr vatnsbaðinu og setjið yfir á pönnu. Brúnið í stuttu máli á báðum hliðum í 3-4 mínútur og berið fram.

Chili Smels

Undirbúningur + eldunartími: 1 klukkustund 15 mínútur | Skammtar: 5

Hráefni:

1 pund fersk bræðsla
½ bolli sítrónusafi
3 hvítlauksrif, mulin
1 tsk salt
1 bolli extra virgin ólífuolía
2 msk ferskt dill, smátt saxað
1 msk graslaukur, saxaður
1 msk chilipipar, malaður

Leiðbeiningar:

Skolið bræðsluna undir köldu rennandi vatni og tæmdu. Setja til hliðar.

Blandið saman ólífuolíu með sítrónusafa, muldum hvítlauk, sjávarsalti, smátt söxuðu dilli, hakkaðri graslauk og chilipipar í stórri skál. Setjið bræðslu í þessa blöndu og lokið. Kælið í 20 mínútur.

Takið úr kæli og setjið í stóran lofttæmanlegan poka ásamt marineringunni. Eldið í sous vide í 40 mínútur við 104 F. Takið úr vatnsbaðinu og tæmið en geymið vökvann.

Hitið stóra pönnu yfir meðalhita. Bætið bræðslunum saman við og eldið stuttlega í 3-4 mínútur, snúið þeim við. Takið af hellunni og færið yfir á disk. Dreifið marineringunni yfir og berið fram strax.

Marineruð steinbítsflök

Undirbúningur + eldunartími: 1 klukkustund 20 mínútur | Skammtar: 3

Hráefni:

1 pund steinbítsflök

½ bolli sítrónusafi

½ bolli steinseljublöð, smátt saxuð

2 hvítlauksrif, mulin

1 bolli laukur, smátt saxaður

1 msk ferskt dill, smátt saxað

1 msk fersk rósmarínblöð, smátt skorin

2 bollar nýkreistur eplasafi

2 msk Dijon sinnep

1 bolli extra virgin ólífuolía

Leiðbeiningar:

Blandið saman sítrónusafa, steinseljulaufum, pressuðum hvítlauk, fínt saxuðum lauk, fersku dilli, rósmaríni, eplasafa, sinnepi og ólífuolíu í stóra skál. Þeytið saman þar til það hefur blandast vel saman. Setjið flökin á kaf í þessa blöndu og hyljið með þéttu loki. Kælið í 30 mínútur.

Taktu úr kæli og settu í 2 lofttæmislokanlega poka. Lokaðu og eldaðu í sous vide í 40 mínútur við 122 F. Fjarlægðu og tæmdu; geymdu vökvann. Berið fram með vökvanum sínum.

Steinseljuraekjur með sítrónu

Undirbúningur + eldunartími: 35 mínútur | Skammtar: 4

Hráefni:

12 stórar rækjur, afhýddar og veiddar

1 tsk salt

1 tsk sykur

3 tsk ólífuolía

1 lárviðarlauf

1 grein steinselja, saxuð

2 msk sítrónubörkur

1 msk sítrónusafi

Leiðbeiningar:

Búðu til vatnsbað, settu Sous Vide í það og stilltu á 156 F. Bætið rækjum, salti og sykri í skál, blandið saman og látið standa í 15 mínútur. Setjið rækjur, lárviðarlauf, ólífuolíu og sítrónubörk í lofttæmanlegan poka. Losaðu loftið með vatnsflutningsaðferðinni og innsiglið. Farðu á kaf í bað og eldaðu í 10 mínútur. Þegar tímamælirinn hefur stöðvast skaltu fjarlægja pokann og opna hann. Skerið rækjur og dreypið sítrónusafa yfir.

Sous Vide Lúða

Undirbúningur + eldunartími: 1 klukkustund 20 mínútur | Skammtar: 4

Hráefni:

1 pund lúðuflök
3 msk ólífuolía
¼ bolli skalottlaukur, smátt saxaður
1 tsk nýrifinn sítrónubörkur
½ tsk þurrkað timjan, malað
1 msk fersk steinselja, smátt söxuð
1 tsk ferskt dill, smátt saxað
Salt og svartur pipar eftir smekk

Leiðbeiningar:

Þvoið fiskinn undir köldu rennandi vatni og þurrkið hann með eldhúspappír. Skerið í þunnar sneiðar stráið salti og pipar yfir ríkulega. Setjið í stóran lofttæmanlegan poka og bætið við tveimur matskeiðum af ólífuolíu. Kryddið með skalottlaukum, timjan, steinselju, dilli, salti og pipar.

Ýttu á pokann til að fjarlægja loftið og innsigla lokið. Hristið pokann til að húða öll flök með kryddi og geymið í kæli í 30 mínútur fyrir eldun. Eldið í sous vide í 40 mínútur við 131 F.

Takið pokann úr vatni og látið kólna í smá stund. Setjið á eldhúspappír og látið renna af. Fjarlægðu kryddjurtirnar.

Hitið olíuna sem eftir er í stórri pönnu við háan hita. Bætið flökum út í og eldið í 2 mínútur. Snúið flökum við og eldið í um 35-40 sekúndur og takið síðan af hellunni. Færið fiskinn aftur yfir í pappírsþurrku og fjarlægið umfram fitu. Berið fram strax.

Sítrónusmjörsóli

Undirbúningur + eldunartími: 45 mínútur | Skammtar: 3

Hráefni:

3 sólaflaka
1 ½ msk ósaltað smjör
¼ bolli sítrónusafi
½ tsk sítrónubörkur
Sítrónupipar eftir smekk
1 grein steinselju til skrauts

Leiðbeiningar:

Búðu til vatnsbað, settu Sous Vide í það og stilltu á 132 F. Þurrkaðu sólann og settu í 3 aðskilda lofttæmislokanlega poka. Losaðu loftið með vatnsflutningsaðferðinni og lokaðu pokunum. Sökkva í vatnsbað og stilla tímamælirinn á 30 mínútur.

Setjið litla pönnu yfir meðalhita, bætið smjöri út í. Þegar það hefur bráðnað skaltu fjarlægja það af hitanum. Bætið sítrónusafa og sítrónuberki út í og hrærið.

Þegar tímamælirinn hefur stöðvast skaltu fjarlægja og taka pokann úr innsigli. Flyttu tófuflökin yfir á diska, dreypið smjörsósu yfir og skreytið með steinselju. Berið fram með hlið af gufu grænu grænmeti.

Basil þorskplokkfiskur

Undirbúningur + eldunartími: 50 mínútur | Skammtar: 4

Hráefni:

1 pund þorskflök

1 bolli eldsteiktir tómatar

1 msk basil, þurrkuð

1 bolli fiskikraftur

2 msk tómatmauk

3 sellerístilkar, smátt saxaðir

1 gulrót, skorin í sneiðar

¼ bolli ólífuolía

1 laukur, smátt saxaður

½ bolli takkasveppir

Leiðbeiningar:

Hitið ólífuolíu á stórri pönnu, yfir meðalhita. Bætið við sellerí, lauk og gulrót. Hrærið í 10 mínútur. Takið af hitanum og setjið yfir í lofttæmandi poka ásamt öðrum hráefnum. Eldið í sous vide í 40 mínútur við 122 F.

Auðvelt Tilapia

Undirbúningur + eldunartími: 1 klukkustund 10 mínútur | Skammtar: 3

Hráefni

3 (4 oz) tilapia flök
3 msk smjör
1 msk eplaedik
Salt og svartur pipar eftir smekk

Leiðbeiningar:

Gerðu vatnsbað, settu Sous Vide í það og stilltu á 124 F. Kryddaðu tilapia með pipar og salti og settu í lofttæmandi poka. Losaðu loftið með vatnsflutningsaðferðinni og innsigliði pokann. Settu það á kaf í vatnsbaðið og stilltu tímamælirinn á 1 klukkustund.

Þegar tímamælirinn hefur stöðvast skaltu fjarlægja og taka pokann úr innsigli. Setjið pönnu yfir meðalhita og bætið smjöri og ediki út í. Látið malla og hrærið stöðugt til að minnka edik um helming. Bætið tilapia saman við og steikið aðeins. Kryddið með salti og pipar að vild. Berið fram með hlið af smjöruðu grænmeti.

Lax með aspas

Undirbúningur + eldunartími: 3 klukkustundir 15 mínútur | Skammtar: 6

Hráefni:

1 pund villt laxaflök
1 msk ólífuolía
1 msk þurrkað oregano
12 meðalstór aspasspjót
4 hvítlaukshringir
1 msk fersk steinselja
Salt og svartur pipar eftir smekk

Leiðbeiningar:

Kryddið flakið með oregano, salti og pipar á báðum hliðum og penslið létt með ólífuolíu.

Setjið í stórt lofttæmi sem hægt er að loka ásamt öðrum hráefnum. Blandið öllu kryddinu saman í blöndunarskál. Nuddaðu blöndunni jafnt á báðar hliðar steikarinnar og settu í stóran lofttæmanlegan poka. Lokaðu pokanum og eldaðu í sous vide í 3 klukkustundir við 136 F.

Karrí makríll

Undirbúningur + eldunartími: 55 mínútur | Skammtar: 3

Hráefni:

3 makrílflök, hausar fjarlægðir

3 msk karrýmauk

1 msk ólífuolía

Salt og svartur pipar eftir smekk

Leiðbeiningar:

Gerðu vatnsbað, settu Sous Vide í það og stilltu á 120 F. Kryddaðu makrílinn með pipar og salti og settu í lofttæmandi poka. Losaðu loftið með vatnsfærsluaðferðinni, lokaðu því og sökktu því í vatnsbaðið og stilltu tímamælirinn á 40 mínútur.

Þegar tímamælirinn hefur stöðvast skaltu fjarlægja og taka pokann úr innsigli. Setjið pönnu yfir meðalhita, bætið ólífuolíu út í. Húðaðu makrílinn með karríduftinu (ekki klappa makrílnum þurran)

Þegar hann hefur hitnað skaltu bæta við makrílnum og steikja þar til hann er gullinbrúnn. Berið fram með hlið af gufusoðnu grænu laufgrænmeti.

Rosemary Smokkfiskur

Undirbúningur + eldunartími: 1 klukkustund og 15 mínútur | Skammtar: 3

Hráefni:

1 pund ferskur smokkfiskur, heill
½ bolli extra virgin ólífuolía
1 msk af bleiku Himalayan salti
1 msk af þurrkuðu rósmaríni
3 hvítlauksrif, mulin
3 kirsuberjatómatar, helmingaðir

Leiðbeiningar:

Skolaðu hvern smokkfisk vandlega undir rennandi vatni. Notaðu beittan skurðarhníf, fjarlægðu hausana og hreinsaðu hvern smokkfisk.

Í stórri skál, blandaðu saman ólífuolíu með salti, þurrkuðu rósmaríni, kirsuberjatómötum og pressuðum hvítlauk. Setjið smokkfisk í þessa blöndu og kælið í 1 klukkustund. Fjarlægðu síðan og tæmdu. Settu smokkfisk og kirsuberjatómata í stóran lofttæmanlegan poka. Eldið en sous vide í eina klukkustund við 136 F.

Steiktar sítrónu rækjur

Undirbúningur + eldunartími: 50 mínútur | Skammtar: 3

Hráefni:

1 pund rækjur, afhýddar og afvegaðar

3 msk ólífuolía

½ bolli nýkreistur sítrónusafi

1 hvítlauksgeiri, pressaður

1 tsk ferskt rósmarín, mulið

1 tsk sjávarsalt

Leiðbeiningar:

Blandið ólífuolíu saman við sítrónusafa, mulinn hvítlauk, rósmarín og salt. Notaðu eldhúsbursta, dreifðu blöndunni yfir hverja rækju og settu í stóran lofttæmanlegan poka. Eldið í sous vide í 40 mínútur við 104 F.

Kolkrabba Grill

Undirbúningur + eldunartími: 5 klukkustundir 20 mínútur | Skammtar: 3

Hráefni:

½ pund miðlungs kolkrabba tentacles, blanched

Salt og svartur pipar eftir smekk

3 tsk + 3 msk ólífuolía

2 tsk þurrkað oregano

2 greinar fersk steinselja, saxuð

Ís fyrir ísbað

Leiðbeiningar:

Gerðu vatnsbað, settu Sous Vide í það og stilltu á 171 F.

Setjið kolkrabba, salt, 3 teskeiðar af ólífuolíu og pipar í lofttæmandi poka. Losaðu loftið með vatnsfærsluaðferðinni, innsiglið og sökktu pokann í vatnsbað. Stilltu tímamæli í 5 klst.

Þegar tímamælirinn hefur stöðvast skaltu fjarlægja pokann og hylja í ísbaði. Setja til hliðar. Forhitið grill.

Þegar grillið er orðið heitt skaltu flytja kolkrabbinn yfir á disk, bæta við 3 matskeiðum af ólífuolíu og nudda. Grillið kolkrabba til að bleikja fallega á hvorri hlið. Skreytið kolkrabba og skreytið með steinselju og oregano. Berið fram með sætri, sterkri ídýfu.

Villtar laxasteikur

Undirbúningur + eldunartími: 1 klukkustund 25 mínútur | Skammtar: 4

Hráefni:

2 punda villtar laxasteikur

3 hvítlauksrif, mulin

1 msk ferskt rósmarín, smátt saxað

1 msk nýkreistur sítrónusafi

1 msk nýkreistur appelsínusafi

1 tsk appelsínubörkur

1 tsk bleikt Himalayan salt

1 bolli fiskikraftur

Leiðbeiningar:

Blandið appelsínusafa saman við sítrónusafa, rósmarín, hvítlauk, appelsínubörk og salti. Penslið blönduna yfir hverja steik og kælið í 20 mínútur. Flyttu yfir í stóran lofttæmanlegan poka og bættu fiskikrafti út í. Lokaðu pokanum og eldaðu í sous vide í 50 mínútur við 131 F.

Forhitið stóra grillpönnu sem ekki festist. Fjarlægðu steikurnar úr lofttæmandi pokanum og grillaðu í 3 mínútur á hvorri hlið, þar til þær eru aðeins kolnar.

Tilapia plokkfiskur

Undirbúningur + eldunartími: 65 mínútur | Skammtar: 3

Hráefni:

1 pund tilapia flök

½ bolli laukur, smátt saxaður

1 bolli gulrætur, smátt saxaðar

½ bolli kóríanderlauf, smátt saxað

3 hvítlauksgeirar, smátt saxaðir

1 bolli græn paprika, smátt saxuð

1 tsk ítalsk kryddblanda

1 tsk cayenne pipar

½ tsk chilipipar

1 bolli ferskur tómatsafi

Salt og svartur pipar eftir smekk

3 msk ólífuolía

Leiðbeiningar:

Hitið ólífuolíu yfir meðalhita. Bætið söxuðum lauk út í og hrærið þar til hann er hálfgagnsær.

Bætið nú við papriku, gulrótum, hvítlauk, kóríander, ítalskri kryddblöndu, cayennepipar, chilipipar, salti og svörtum pipar. Hrærið vel í og eldið í tíu mínútur í viðbót.

Takið af hitanum og setjið yfir í stóran lofttæmanlegan poka ásamt tómatsafa og tilapia flökum. Eldið í sous vide í 50 mínútur við 122 F. Takið úr vatnsbaðinu og berið fram.

Smjörkúlur með piparkornum

Undirbúningur + eldunartími: 1 klukkustund 30 mínútur | Skammtar: 2

Hráefni:

4 oz niðursoðnir kokkar

¼ bolli þurrt hvítvín

1 sellerístilkur í teningum

1 hægelduð pastinip

1 ferningur skalottlaukur

1 lárviðarlauf

1 msk svört piparkorn

1 msk ólífuolía

8 msk smjör, stofuhita

1 msk söxuð fersk steinselja

2 hvítlauksrif, söxuð

Salt eftir smekk

1 tsk nýmalaður svartur pipar

¼ bolli panko brauðrasp

1 baguette, sneið

Leiðbeiningar:

Útbúið vatnsbað og setjið Sous Vide í það. Stillið á 154 F. Setjið kokka, skalottlauka, sellerí, pastinip, vín, piparkorn, ólífuolíu og lárviðarlauf í lofttæmandi poka. Losaðu loftið með vatnsfærsluaðferðinni, innsiglið og sökktu pokanum í vatnsbaðið. Eldið í 60 mínútur.

Notaðu blandara, helltu smjöri, steinselju, salti, hvítlauk og muldum pipar. Blandið saman við meðalhraða þar til blandast saman. Setjið blönduna í plastpoka og rúllið henni. Færðu inn í ísskáp og leyfðu að kólna.

Þegar tímamælirinn hefur stöðvast skaltu fjarlægja snigilinn og grænmetið. Fargið matreiðslusafanum. Hitið pönnu yfir háum hita. Setjið smjör yfir kellingarnar, stráið smá brauðmylsnu yfir og eldið í 3 mínútur þar til þær eru bráðnar. Berið fram með volgum baguette sneiðum.

Cilantro silungur

Undirbúningur + eldunartími: 60 mínútur | Skammtar: 4

Hráefni:

2 pund silungur, 4 stykki

5 hvítlauksrif

1 msk sjávarsalt

4 msk ólífuolía

1 bolli kóríanderlauf, smátt saxað

2 msk rósmarín, smátt saxað

¼ bolli nýkreistur sítrónusafi

Leiðbeiningar:

Hreinsið og skolið fiskinn vel. Þurrkaðu með eldhúspappír og nuddaðu með salti. Blandið hvítlauk saman við ólífuolíu, kóríander, rósmarín og sítrónusafa. Notaðu blönduna til að fylla hvern fisk. Setjið í sérstakan lofttæmanlega poka og innsiglið. Eldið en Sous Vide í 45 mínútur við 131 F.

Smokkfiskhringir

Undirbúningur + eldunartími: 1 klukkustund 25 mínútur | Skammtar: 3

Hráefni:

2 bollar smokkfiskhringir
1 msk ferskt rósmarín
Salt og svartur pipar eftir smekk
½ bolli ólífuolía

Leiðbeiningar:

Sameina smokkfiskhringi með rósmarín, salti, pipar og ólífuolíu í stórum hreinum plastpoka. Lokaðu pokanum og hristu nokkrum sinnum til að húðin verði vel. Flyttu yfir í stórt lofttæmi sem hægt er að innsigla og innsiglið pokann. Eldið í sous vide í 1 klukkustund og 10 mínútur við 131 F. Takið úr vatnsbaðinu og berið fram.

Chili rækju & avókadó salat

Undirbúningur + eldunartími: 45 mínútur | Skammtar: 4

Hráefni:

1 saxaður rauðlaukur

Safi úr 2 lime

1 tsk ólífuolía

¼ tsk sjávarsalt

⅛ tsk hvítur pipar

1 pund hrá rækja, afhýdd og afveguð

1 sneiður tómatur

1 avókadó í teninga

1 grænn chilipipar, fræhreinsaður og skorinn í teninga

1 msk saxað kóríander

Leiðbeiningar:

Útbúið vatnsbað og setjið Sous Vide í það. Stillt á 148 F.

Setjið lime safa, rauðlauk, sjávarsalt, hvítan pipar, ólífuolíu og rækjur í lofttæmandi poka. Losaðu loftið með vatnsfærsluaðferðinni, innsiglið og sökktu pokanum í vatnsbaðið. Eldið í 24 mínútur.

Þegar tímamælirinn hefur stöðvast skaltu fjarlægja pokann og setja í ísvatnsbað í 10 mínútur. Blandaðu saman tómötum, avókadó, grænum chilipipar og kóríander í skál. Hellið innihaldi pokans ofan á.

Smjörkenndur rauður snappari með sítrussaffransósu

Undirbúningur + eldunartími: 55 mínútur | Skammtar: 4

Hráefni

4 stykki hreinsuð rauð snapper

2 msk smjör

Salt og svartur pipar eftir smekk

<u>Fyrir sítrussósu</u>

1 sítrónu

1 greipaldin

1 lime

3 appelsínur

1 tsk Dijon sinnep

2 msk canola olía

1 gulur laukur

1 kúrbít í teningum

1 tsk saffranþræðir

1 tsk skorinn chilipipar

1 msk sykur

3 bollar fiskikraftur

3 msk saxað kóríander

Leiðbeiningar

Útbúið vatnsbað og setjið Sous Vide í það. Stillið á 132 F. Kryddið snapperflökin með salti og pipar og setjið í lofttæmandi poka. Losaðu loftið með vatnsfærsluaðferðinni, innsiglið og sökktu pokanum í vatnsbaðið. Eldið í 30 mínútur.

Afhýðið ávextina og skerið í teninga. Hitið olíu á pönnu við meðalhita og setjið laukinn og kúrbítinn út í. Steikið í 2-3 mínútur. Bætið ávöxtum, saffran, pipar, sinnepi og sykri út í. Eldið í 1 mínútu í viðbót. Hrærið fiskkraftinn og látið malla í 10 mínútur. Skreytið með kóríander og setjið til hliðar. Þegar tímamælirinn hefur stöðvast skaltu fjarlægja fiskinn og setja á disk. Smyrjið með sítrus-saffransósu og berið fram.

Sesam-skorpu þorskflök

Undirbúningur + eldunartími: 45 mínútur | Skammtar: 2

Hráefni

1 stórt þorskflök
2 msk sesammauk
1½ msk púðursykur
2 msk fiskisósa
2 msk smjör
sesamfræ

Leiðbeiningar

Útbúið vatnsbað og setjið Sous Vide í það. Stillt á 131 F.

Leggið þorskinn í bleyti með púðursykri, sesammauki og fiskisósublöndunni. Setjið í lofttæmandi poka. Losaðu loftið með vatnsfærsluaðferðinni, innsiglið og sökktu pokanum í vatnsbaðið. Eldið í 30 mínútur. Bræðið smjör á pönnu við meðalhita.

Þegar tímamælirinn hefur stöðvast skaltu fjarlægja þorskinn og setja á pönnu og steikja í 1 mínútu. Berið fram á fati. Hellið matreiðslusafa í pönnu og eldið þar til minnkað. Bætið 1 msk af smjöri út í og blandið saman. Toppið þorskinn með sósunni og skreytið með sesamfræjum. Berið fram með hrísgrjónum.

Rjómalöguð lax með spínati og sinnepssósu

Undirbúningur + eldunartími: 55 mínútur | Skammtar: 2

éghráefni

4 roðlaus laxaflök

1 stór búnt af spínati

½ bolli Dijon sinnep

1 bolli þungur rjómi

1 bolli hálf-og-hálfur rjómi

1 msk sítrónusafi

Salt og svartur pipar eftir smekk

Leiðbeiningar

Útbúið vatnsbað og setjið Sous Vide í það. Stilltu á 115 F. Settu laxinn kryddaðan með salti í lofttæmandi poka. Losaðu loftið með vatnsfærsluaðferðinni, innsiglið og sökktu pokanum í vatnsbaðið. Eldið í 45 mínútur.

Hitið pott yfir meðalhita og eldið spínat þar til það er mjúkt. Lækkið hitann og hellið sítrónusafa, pipar og salti út í. Haltu áfram að elda.

Hitið pott yfir meðalhita og blandið saman hálf-og-hálf-rjómanum og Dijon-sinnepinu. Lækkið hitann og eldið. Kryddið með salti og pipar. Þegar tímamælirinn hefur stöðvast skaltu fjarlægja laxinn og setja á disk. Smyrjið með sósu. Berið fram með spínati.

Paprika hörpuskel með fersku salati

Undirbúningur + eldunartími: 55 mínútur | Skammtar: 4

Hráefni

1 pund hörpuskel

1 tsk hvítlauksduft

½ tsk laukduft

½ tsk paprika

¼ tsk cayenne pipar

Salt og svartur pipar eftir smekk

Salat

3 bollar maískorn

½ pint helmingaðir kirsuberjatómatar

1 rauð paprika í teningum

2 msk söxuð fersk steinselja

Klæðaburður

1 msk fersk basilíka

1 fjórðungur sítrónu

Leiðbeiningar

Útbúið vatnsbað og setjið Sous Vide í það. Stillt á 122 F.

Setjið hörpuskelina í lofttæmanlegan poka. Kryddið með salti og pipar. Blandaðu saman hvítlauksdufti, papriku, laukdufti og cayennepipar í skál. Hellið inni. Losaðu loftið með vatnsfærsluaðferðinni, innsiglið og sökktu pokanum í vatnsbaðið. Eldið í 30 mínútur.

Á meðan, forhitaðu ofninn í 400 F. Settu kornkjarna og rauða pipar í bökunarplötu. Stráið ólífuolíu yfir og kryddið með salti og pipar. Eldið í 5-10 mínútur. Færið í skál og blandið saman við steinselju. Blandið hráefninu í dressinguna vel saman í skál og hellið yfir maískornin.

Þegar tímamælirinn hefur stöðvast skaltu fjarlægja pokann og flytja á heita pönnu. Steikið í 2 mínútur á hvorri hlið. Berið fram á fati, hörpuskel og salat. Skreytið með basil og sítrónubátum.

Saucy hörpuskel með mangó

Undirbúningur + eldunartími: 50 mínútur | Skammtar: 4

Hráefni

1 pund stór hörpuskel

1 msk smjör

Sósa

1 msk sítrónusafi

2 msk ólífuolía

Skreytið

1 msk lime börkur

1 msk appelsínubörkur

1 bolli skorið mangó

1 Serrano pipar í þunnar sneiðar

2 msk söxuð myntulauf

Leiðbeiningar

Setjið hörpuskelina í lofttæmanlegan poka. Kryddið með salti og pipar. Leyfðu að kólna í ísskápnum alla nóttina. Útbúið vatnsbað og setjið Sous Vide í það. Stillið á 122 F. Sleppið lofti með vatnsfærsluaðferðinni, innsiglið og setjið pokann á kaf í vatnsbaðinu. Eldið í 15-35 mínútur.

Hitið pönnu yfir meðalhita. Blandið hráefninu vel saman í skál. Þegar tímamælirinn hefur stöðvast, fjarlægðu hörpuskelina og færðu yfir á pönnu og steiktu þar til þau eru brún. Berið fram á diski. Stráið sósunni yfir og bætið skreytingarefnunum saman við.

Blaðlaukur og rækjur með sinnepsvínaigrette

Undirbúningur + eldunartími: 1 klukkustund 20 mínútur | Skammtar: 4

éghráefni

6 blaðlaukur

5 msk ólífuolía

Salt og svartur pipar eftir smekk

1 skalottlaukur, saxaður

1 msk hrísgrjónaedik

1 tsk Dijon sinnep

1/3 pund soðnar flóarækjur

Hakkað fersk steinselja

Leiðbeiningar

Útbúið vatnsbað og setjið Sous Vide í það. Stillt á 183 F.

Skerið toppinn af blaðlauknum og fjarlægðu neðstu hlutana. Þvoið þær í köldu vatni og stráið 1 msk af ólífuolíu yfir. Kryddið með salti og pipar. Settu í lofttæmandi poka. Losaðu loftið með vatnsfærsluaðferðinni, innsiglið og sökktu pokanum í vatnsbaðið. Eldið í 1 klst.

Á meðan, fyrir vínaigrettuna, blandið saman skalottlaukum, Dijon sinnepi, ediki og 1/4 bolli af ólífuolíu í skál. Kryddið með salti og pipar. Þegar tímamælirinn hefur stöðvast skaltu fjarlægja pokann og setja í ísvatnsbað. Leyfðu kælingu. Setjið blaðlaukinn á 4 diska og kryddið með salti. Bætið rækjunni út í og dreypið vinaigrette yfir. Skreytið með steinselju.

Kókos rækjusúpa

Undirbúningur + eldunartími: 55 mínútur | Skammtar: 6

Hráefni

8 stórar hráar rækjur, skrældar og æðahreinsaðar

1 msk smjör

Salt og svartur pipar eftir smekk

Fyrir súpu

1 pund kúrbít

4 msk lime safi

2 gulir laukar, saxaðir

1-2 litlir rauðir chili, smátt saxaðir

1 stilkur af sítrónugrasi, aðeins hvítur hluti, saxaður

1 tsk rækjumauk

1 tsk sykur

1½ bolli kókosmjólk

1 tsk tamarindmauk

1 bolli vatn

½ bolli kókosrjómi

1 msk fiskisósa

2 msk fersk basilíka, saxuð

Leiðbeiningar

Útbúið vatnsbað og setjið Sous Vide í það. Stilltu á 142 F. Settu rækjurnar og smjörið í lofttæmandi poka. Kryddið með salti og pipar. Losaðu loftið með vatnsfærsluaðferðinni, innsiglið og sökktu pokann í vatnsbaðið. Eldið í 15-35 mínútur.

Á meðan skaltu afhýða kúrbítinn og farga fræunum. Saxið í teninga. Í matvinnsluvél, bætið lauknum, sítrónugrasi, chili, rækjumauki, sykri og 1/2 bolli af kókosmjólk út í. Blandið þar til mauki.

Hitið pott við lægri hita og blandið saman laukblöndunni, afganginum af kókosmjólkinni, tamarindmaukinu og vatni. Bætið kúrbít út í og eldið í 10 mínútur.

Þegar tímamælirinn hefur stöðvast skaltu fjarlægja rækjuna og flytja í súpuna. Þeytið kókosrjóma, limesafa og basil. Berið fram í súpuskálum.

Hunangslax með Soba núðlum

Undirbúningur + eldunartími: 40 mínútur | Skammtar: 4

Hráefni

Lax

6 oz laxaflök, skinn-á

Salt og svartur pipar eftir smekk

1 tsk sesamolía

1 bolli ólífuolía

1 msk ferskt engifer, rifið

2 msk hunang

Sesam Soba

4 oz þurrar soba núðlur

1 msk vínberjaolía

2 hvítlauksgeirar, saxaðir

½ blómkálshaus

3 msk tahini

1 tsk sesamolía

2 tsk ólífuolía

¼ safinn lime

1 sneiddur stöngull grænn laukur

¼ bolli kóríander, gróft saxað

1 tsk ristað valmúafræ

Limebátar til skrauts
Sesamfræ til skrauts
2 msk kóríander, saxað

Leiðbeiningar

Útbúið vatnsbað og setjið Sous Vide í það. Stillið á 123 F. Kryddið laxinn með salti og pipar. Blandið saman sesamolíu, ólífuolíu, engifer og hunangi í skál. Setjið laxinn og blönduna í lofttæmanlegan poka. Hristið vel. Losaðu loftið með vatnsfærsluaðferðinni, innsiglið og sökktu pokanum í vatnsbaðið. Eldið í 20 mínútur.

Á meðan, undirbúið soba núðlurnar. Hitið vínberjaolíu á pönnu við háan hita og steikið blómkál og hvítlauk í 6-8 mínútur. Blandið vel saman tahini, ólífuolíu, sesamolíu, limesafa, kóríander, grænum lauk og ristað sesamfræ í skál. Tæmið núðlurnar og bætið út í blómkálið.

Hitið pönnu yfir háum hita. Hyljið með bökunarpappírsplötu. Þegar tímamælirinn hefur stöðvast skaltu fjarlægja laxinn og setja á pönnu. Steikið í 1 mínútu. Berið núðlurnar fram í tveimur skálum og bætið laxi út í. Skreytið með limebátum, valmúafræjum og kóríander.

Sælkerahumar með majónesi

Undirbúningur + eldunartími: 40 mínútur | Skammtar: 2

Hráefni

2 humarhalar

1 msk smjör

2 sætir laukar, saxaðir

3 msk majónesi

Salt eftir smekk

Smá af svörtum pipar

2 tsk sítrónusafi

Leiðbeiningar

Útbúið vatnsbað og setjið Sous Vide í það. Stillt á 138 F.

Hitið vatn í potti við háan hita, þar til það sýður. Opnaðu humarhala skeljarnar og dýfðu í vatnið. Eldið í 90 sekúndur. Flyttu yfir í ísvatnsbað. Látið kólna í 5 mínútur. Brjóttu skeljarnar og fjarlægðu skottið.

Settu halana með smjöri í lofttæmandi poka. Losaðu loftið með vatnsfærsluaðferðinni, innsiglið og sökktu pokanum í vatnsbaðið. Eldið í 25 mínútur.

Þegar tímamælirinn hefur stöðvast skaltu fjarlægja skottið og þurrka. Sæti til hliðar. Leyfðu að kólna í 30 mínútur. Blandaðu saman majónesi, sætum lauk, pipar og sítrónusafa í skál. Saxið hala, bætið við majónesiblönduna og hrærið vel. Berið fram með ristuðu brauði.

Partý rækjukokteill

Undirbúningur + eldunartími: 40 mínútur | Skammtar: 2

Hráefni

1 pund rækja, afhýdd og afveguð

Salt og svartur pipar eftir smekk

4 msk ferskt dill, saxað

1 msk smjör

4 msk majónesi

2 msk grænn laukur, saxaður

2 tsk nýkreistur sítrónusafi

2 tsk tómatpúrra

1 msk tabasco sósa

4 aflangar kvöldverðarrúllur

8 blöð af salati

½ sítróna, skorin í báta

Leiðbeiningar

Útbúið vatnsbað og setjið Sous Vide í það. Stilltu á 149 F. Fyrir kryddið skaltu blanda vel saman majónesi, grænum lauk, sítrónusafa, tómatmauki og Tabasco sósu. Kryddið með salti og pipar.

Setjið rækjuna og kryddið í lofttæmanlegan poka. Bætið 1 msk af dilli og 1/2 msk af smjöri í hvern pakka. Losaðu loftið með vatnsfærsluaðferðinni, innsiglið og sökktu pokanum í vatnsbaðið. Eldið í 15 mínútur.

Forhitið ofninn yfir 400 F. og eldið kvöldmatarrúllurnar í 15 mínútur. Þegar tímamælirinn hefur stöðvast skaltu fjarlægja pokann og tæma hann. Setjið rækjurnar í skál með dressingunni og blandið vel saman. Berið fram ofan á salatrúllurnar með sítrónu.

Herby Lemon Lax

Undirbúningur + eldunartími: 45 mínútur | Skammtar: 2

Hráefni

2 roðlaus laxaflök
Salt og svartur pipar eftir smekk
¾ bolli extra virgin ólífuolía
1 skalottlaukur, skorinn í þunna hringa
1 msk basilíkublöð, létt söxuð
1 tsk kryddjurt
3 oz blandað grænmeti
1 sítrónu

Leiðbeiningar

Útbúið vatnsbað og setjið Sous Vide í það. Stillt á 128 F.

Setjið laxinn og kryddið með salti og pipar í lofttæmandi poka. Bætið skalottlaukshringjum, ólífuolíu, kryddjurtum og basilíku út í. Losaðu loftið með vatnsfærsluaðferðinni, innsiglið og sökktu pokanum í vatnsbaðið. Eldið í 25 mínútur.

Þegar tímamælirinn hefur stöðvast, fjarlægðu pokann og færðu laxinn yfir á disk. Blandið matreiðslusafanum saman við smá sítrónusafa og topplaxaflökin. Berið fram.

Bragðmiklir smjörkenndir humarhalar

Undirbúningur + eldunartími: 1 klukkustund 10 mínútur | Skammtar: 2

Hráefni

8 msk smjör

2 humarhalar, skeljar fjarlægðar

2 greinar ferskt estragon

2 msk salvía

Salt eftir smekk

Sítrónubátar

Leiðbeiningar

Útbúið vatnsbað og setjið Sous Vide í það. Stillt á 134 F.

Settu humarhalana, smjör, salt, salvíu og estragon í lofttæmanlegan poka. Losaðu loftið með vatnsfærsluaðferðinni, innsiglið og sökktu pokanum í vatnsbaðið. Eldið í 60 mínútur.

Þegar tímamælirinn hefur stöðvast skaltu fjarlægja pokann og flytja humarinn á disk. Stráið smjöri ofan á. Skreytið með sítrónubátum.

Tælenskur lax með blómkáli og eggjanúðlum

Undirbúningur + eldunartími: 55 mínútur | Skammtar: 2

Hráefni

2 roð-á laxflök

Salt og svartur pipar eftir smekk

1 msk ólífuolía

4½ msk sojasósa

2 msk hakkað ferskt engifer

2 þunnar sneiðar Thai Chilis

6 msk sesamolía

4 oz tilbúnar eggjanúðlur

6 oz soðin blómkálsblóm

5 tsk sesamfræ

Leiðbeiningar

Útbúið vatnsbað og setjið Sous Vide í það. Stillið á 149 F. Útbúið bökunarplötu klædda álpappír og setjið laxinn, kryddið með salti og pipar og hyljið með annarri álpappír. Bakið í ofni í 30 mínútur.

Fjarlægðu bakaða laxinn í lofttæmanlegan poka. Losaðu loftið með vatnsfærsluaðferðinni, innsiglið og sökktu pokann í vatnsbaðið. Eldið í 8 mínútur.

Blandið saman engifer, chilis, 4 msk af sojasósu og 4 msk af sesamolíu í skál. Þegar tímamælirinn hefur stöðvast skaltu fjarlægja pokann og setja laxinn yfir í núðluskál. Skreytið með ristuðum fræjum og laxahýði. Stráið engifer-chillisósunni yfir og berið fram.

Léttur sjóbirtingur með dilli

Undirbúningur + eldunartími: 35 mínútur | Skammtar: 3

Hráefni

1 pund chilenskur sjóbirtingur, roðlaus
1 msk ólífuolía
Salt og svartur pipar eftir smekk
1 msk dill

Leiðbeiningar

Útbúið vatnsbað og setjið Sous Vide í það. Stillið á 134 F. Kryddið sjóbirtinginn með salti og pipar og setjið í lofttæmandi poka. Bætið dilli og ólífuolíu saman við. Losaðu loftið með vatnsfærsluaðferðinni, innsiglið og sökktu pokanum í vatnsbaðið. Eldið í 30 mínútur. Þegar tímamælirinn hefur stöðvast skaltu fjarlægja pokann og flytja sjóbirtinginn á disk.

Sweet Chili rækju hrærið

Undirbúningur + eldunartími: 40 mínútur | Skammtar: 6

Hráefni

1½ pund rækjur

3 þurrkaðir rauðir chili

1 msk rifinn engifer

6 hvítlauksrif, söxuð

2 msk kampavínsvín

1 msk sojasósa

2 tsk sykur

½ tsk maíssterkja

3 grænir laukar, saxaðir

Leiðbeiningar

Útbúið vatnsbað og setjið Sous Vide í það. Stillt á 135 F.

Sameina engifer, hvítlauksrif, chilis, kampavín, sykur, sojasósu og maíssterkju. Settu afhýddar rækjuna með blöndunni í lofttæmandi poka. Losaðu loftið með vatnsflutningsaðferðinni, lokaðu og sökktu í vatnsbaðið. Eldið í 30 mínútur.

Setjið grænan lauk í pönnu yfir miðlungshita. Bætið olíu út í og eldið í 20 sekúndur. Þegar tímamælirinn hefur stöðvast skaltu fjarlægja soðnu rækjurnar og setja í skál. Skreytið með lauk. Berið fram með hrísgrjónum.

Ávaxtaríkar taílenskar rækjur

Undirbúningur + eldunartími: 25 mínútur | Skammtar: 4

Hráefni

2 pund rækjur, afhýddar og afvegaðar

4 stykki afhýdd og rifin papaya

2 skalottlaukar, sneiddir

¾ bolli kirsuberjatómatar, helmingaðir

2 msk basil, saxað

¼ bolli ristaðar þurrar jarðhnetur

Thai dressing

¼ bolli lime safi

6 msk sykur

5 msk fiskisósa

4 hvítlauksrif

4 litlar rauðar chili

Leiðbeiningar

Útbúið vatnsbað og setjið Sous Vide í það. Stilltu á 135 F. Settu rækjurnar í lofttæmandi poka. Losaðu loftið með vatnsfærsluaðferðinni, innsiglið og sökktu pokanum í vatnsbaðið. Eldið í 15 mínútur. Blandið limesafanum, fiskisósunni og sykrinum vel saman í skál. Maukið hvítlaukinn og chilis. Bætið við dressingublönduna.

Þegar tímamælirinn hefur stöðvast skaltu fjarlægja rækjuna úr pokanum og setja í skál. Bætið papaya, taílenskri basilíku, skalottlaukum, tómötum og hnetum saman við. Gljáðu með dressingunni.

Sítrónu rækjuréttur í Dublin-stíl

Undirbúningur + eldunartími: 1 klukkustund 15 mínútur | Skammtar: 4

Hráefni

4 msk smjör

2 msk lime safi

2 ferskur hvítlaukur, saxaður

1 tsk ferskur lime börkur

Salt og svartur pipar eftir smekk

1 pund júmbó rækjur, flysjaðar og æðahreinsaðar

½ bolli panko brauðrasp

1 msk fersk steinselja, söxuð

Leiðbeiningar

Útbúið vatnsbað og setjið Sous Vide í það. Stillt á 135 F.

Hitið 3 msk af smjöri á pönnu við meðalhita og bætið límónusafa, salti, pipar, hvítlauk og börki út í. Látið kólna í 5 mínútur. Setjið rækjuna og blönduna í lofttæmanlegan poka. Losaðu loftið með vatnsfærsluaðferðinni, innsiglið og sökktu pokanum í vatnsbaðið. Eldið í 30 mínútur.

Á meðan, hitið smjör á pönnu yfir meðallagi og ristið panko brauðmylsnuna. Þegar tímamælirinn hefur stöðvast skaltu fjarlægja rækjuna og setja í heitan pott yfir háum hita og elda með matreiðslusafanum. Berið fram í 4 súpuskálum og toppið með brauðmylsnu.

Safaríkar hörpuskel með chili hvítlaukssósu

Undirbúningur + eldunartími: 75 mínútur | Skammtar: 2

Hráefni

2 msk gult karrýduft

1 msk tómatmauk

½ bolli kókosrjómi

1 tsk chili hvítlaukssósa

1 msk sítrónusafi

6 hörpuskel

Soðin brún hrísgrjón, til framreiðslu

Ferskt kóríander, saxað

Leiðbeiningar

Útbúið vatnsbað og setjið Sous Vide í það. Stillt á 134 F.

Blandið saman kókosrjóma, tómatmauki, karrýdufti, limesafa og chili-hvítlaukssósu. Setjið blönduna með hörpuskelinni í lofttæmanlegan poka. Losaðu loftið með vatnsfærsluaðferðinni, innsiglið og sökktu pokanum í vatnsbaðið. Eldið í 60 mínútur.

Þegar tímamælirinn hefur stöðvast skaltu fjarlægja pokann og setja á disk. Berið hýðishrísgrjónin fram og toppið með hörpuskelinni. Skreytið með kóríander.

Karrírækjur með núðlum

Undirbúningur + eldunartími: 25 mínútur | Skammtar: 2

Hráefni

1 pund rækja, skott

8 oz vermicelli núðlur, soðnar og tæmdar

1 tsk hrísgrjónavín

1 tsk karrýduft

1 msk sojasósa

1 grænn laukur, sneiddur

2 msk jurtaolía

Leiðbeiningar

Útbúið vatnsbað og setjið Sous Vide í það. Stilltu á 149 F. Settu rækjuna í lofttæmandi poka. Losaðu loftið með vatnsfærsluaðferðinni, innsiglið og sökktu pokanum í vatnsbaðið. Eldið í 15 mínútur.

Hitið olíu á pönnu við meðalhita og bætið hrísgrjónavíni, karrýdufti og sojasósu út í. Blandið vel saman og blandið núðlunum saman. Þegar tímamælirinn hefur stöðvast skaltu fjarlægja rækjuna og flytja yfir í núðlublönduna. Skreytið með grænum lauk.

Bragðmikill rjómaþorskur með steinselju

Undirbúningur + eldunartími: 40 mínútur | Skammtar: 6

Hráefni

<u>Fyrir þorsk</u>

6 þorskflök

Salt eftir smekk

1 msk ólífuolía

3 greinar fersk steinselja

<u>Fyrir sósu</u>

1 bolli hvítvín

1 bolli hálf-og-hálfur rjómi

1 fínt saxaður hvítlaukur

2 msk dill, saxað

2 tsk svört piparkorn

Leiðbeiningar

Útbúið vatnsbað og setjið Sous Vide í það. Stillt á 148 F.

Setjið kryddað með saltþorskflökum í lofttæmandi poka. Bætið við ólífuolíu og steinselju. Losaðu loftið með vatnsfærsluaðferðinni, innsiglið og sökktu pokanum í vatnsbaðið. Eldið í 30 mínútur.

Hitið pott yfir miðlungshita, bætið við víni, lauk, svörtum pipar og eldið þar til það hefur minnkað. Hrærið hálfan og hálfan rjóma saman við þar til hann þyknar. Þegar tímamælirinn hefur stöðvast skaltu diska fiskinn og drekka sósu yfir.

French Pot de Rillettes með laxi

Undirbúningur + eldunartími: 2 klukkustundir 30 mínútur | Skammtar: 2

Hráefni

½ pund laxaflök, roðið fjarlægt
1 tsk sjávarsalt
6 msk smjör
1 laukur, saxaður
1 hvítlauksgeiri, saxaður
1 msk lime safi

Leiðbeiningar

Útbúið vatnsbað og setjið Sous Vide í það. Stilltu á 130 F. Settu laxinn, ósaltað smjör, sjávarsalt, hvítlauksrif, lauk og sítrónusafa í lofttæmandi poka. Losaðu loftið með vatnsfærsluaðferðinni, innsiglið og sökktu pokanum í vatnsbaðið. Eldið í 20 mínútur.

Þegar tímamælirinn hefur stöðvast skaltu fjarlægja laxinn og setja í 8 litlar skálar. Kryddið með matreiðslusafa. Látið kólna í ísskápnum í 2 klst. Berið fram með ristað brauðsneiðum.

Salvíu lax með kókos kartöflumús

Undirbúningur + eldunartími: 1 klukkustund 30 mínútur | Skammtar: 2

Hráefni

2 laxaflök, roð á
2 msk ólífuolía
2 greinar salvía
4 hvítlauksrif
3 kartöflur, skrældar og saxaðar
¼ bolli kókosmjólk
1 búnt regnbogakol
1 msk rifinn engifer
1 msk sojasósa
Sjávarsalt eftir smekk

Leiðbeiningar

Útbúið vatnsbað og setjið Sous Vide í það. Stilltu á 122 F. Settu lax, salvíu, hvítlauk og ólífuolíu í lofttæmandi poka. Losaðu loftið með vatnsfærsluaðferðinni, innsiglið og sökktu pokanum í vatnsbaðið. Eldið í 1 klst.

Hitið ofn í 375 F. Penslið kartöflurnar með olíu og bakið í 45 mínútur. Færið kartöflurnar í blandara og bætið kókosmjólk út í. Kryddið með salti og pipar. Blandið í 3 mínútur, þar til slétt.

Hitið ólífuolíu á pönnu yfir miðlungshita og steikið engifer, kartöflu og sojasósu.

Þegar tímamælirinn hefur stöðvast skaltu fjarlægja laxinn og setja á heita pönnu. Steikið í 2 mínútur. Færið yfir á disk, bætið kartöflumúsinni út í og toppið með bleikju til að bera fram.

Dill Baby Octopus Bowl

Undirbúningur + eldunartími: 60 mínútur | Skammtar: 4

Hráefni

1 pund kolkrabbi

1 msk ólífuolía

1 msk nýkreistur sítrónusafi

Salt og svartur pipar eftir smekk

1 msk dill

Leiðbeiningar

Útbúið vatnsbað og setjið Sous Vide í það. Stilltu á 134 F. Settu kolkrabbinn í lofttæmandi poka. Losaðu loftið með vatnsfærsluaðferðinni, innsiglið og sökktu pokanum í vatnsbaðið. Eldið í 50 mínútur. Þegar tímamælirinn hefur stöðvast skaltu fjarlægja kolkrabbinn og þurrka hann. Blandið kolkrabbanum saman við smá ólífuolíu og sítrónusafa. Kryddið með salti, pipar og dilli.

Saltaður lax í Hollandaise sósu

Undirbúningur + eldunartími: 1 klukkustund 50 mínútur | Skammtar: 4

éghráefni

4 laxaflök
Salt eftir smekk

Hollandaise sósa

4 msk smjör
1 eggjarauða
1 tsk sítrónusafi
1 tsk vatn
½ skalottlaukur í teningum
Smá papriku

Leiðbeiningar

Kryddið laxinn með salti. Leyfðu að kólna í 30 mínútur. Útbúið vatnsbað og setjið Sous Vide í það. Stillið á 148 F. Setjið allt hráefnið í sósuna í lofttæmanlegan poka. Losaðu loftið með vatnsfærsluaðferðinni, innsiglið og sökktu pokanum í vatnsbaðið. Eldið í 45 mínútur.

Þegar tímamælirinn hefur stöðvast skaltu fjarlægja pokann. Setja til hliðar. Lækkaðu hitastig Sous Vide í 120 F og settu laxinn í lofttæmandi poka. Losaðu loftið með vatnsfærsluaðferðinni, innsiglið og sökktu pokanum í vatnsbaðið. Eldið í 30 mínútur. Færið sósuna yfir í blandara og blandið þar til hún er ljósgul. Þegar tímamælirinn hefur stöðvast skaltu fjarlægja laxinn og þurrka hann. Berið fram toppað með sósunni.

Ótrúlegur sítrónulax með basil

Undirbúningur + eldunartími: 35 mínútur | Skammtar: 4

Hráefni

2 pund lax

2 msk ólífuolía

1 msk söxuð basilíka

Börkur af 1 sítrónu

Safi úr 1 sítrónu

¼ tsk hvítlauksduft

Sjávarsalt og svartur pipar eftir smekk

Leiðbeiningar

Útbúið vatnsbað og setjið Sous Vide í það. Stilltu á 115 F. Settu laxinn í lofttæmanlegan poka. Losaðu loftið með vatnsfærsluaðferðinni, innsiglið og sökktu pokanum í vatnsbaðið. Eldið í 30 mínútur.

Á meðan, blandaðu vel saman pipar, salti, basilíku, sítrónusafa og hvítlauksdufti í skál þar til það er fleyti. Þegar tímamælirinn hefur stöðvast skaltu fjarlægja laxinn og setja á disk. Geymið matreiðslusafann. Hitið ólífuolíu á pönnu við háan hita og steikið hvítlaukssneiðarnar. Setjið hvítlaukinn til hliðar. Setjið laxinn á pönnuna og eldið í 3 mínútur þar til hann er gullinn. Diskur og toppið með hvítlaukssneiðunum.

Eggjabitar með laxi og aspas

Undirbúningur + eldunartími: 70 mínútur | Skammtar: 6

Hráefni

6 heil egg

¼ bolli crème fraiche

¼ bolli geitaostur

4 spjót aspas

2 oz reyktur lax

2 oz chèvre ostur

½ oz hakkað skalottlaukur

2 tsk saxað, ferskt dill

Salt og svartur pipar eftir smekk

Leiðbeiningar

Útbúið vatnsbað og setjið Sous Vide í það. Stillið á 172 F. Blandið eggjum, crème fraiche, geitaosti og salti. Skerið aspasinn í bita og bætið út í blönduna ásamt skalottlaukunum. Skerið lax niður og bætið líka út í skálina. Bætið dilli við. Blandið vel saman.

Bætið egg- og laxblöndunni í 6 krukkur. Bætið 1/6 chevre í krukkurnar, þéttið og setjið krukkurnar á kaf í vatnsbaðinu. Eldið í 60 mínútur. Þegar tímamælirinn hefur stöðvast skaltu fjarlægja krukkurnar og setja salt yfir.

Garlicky sinnepsrækjur

Undirbúningur + eldunartími: 2 klukkustundir 45 mínútur | Skammtar: 2

Hráefni

½ tsk gul sinnepsfræ
¼ tsk sellerífræ
½ tsk rauðar piparflögur
½ tsk kóríanderfræ
½ tsk fennel fræ
¾ bolli ólífuolía
½ bolli nýkreistur sítrónusafi
4 msk hrísgrjónaedik
Salt og svartur pipar eftir smekk
1 lárviðarlauf
1 msk Old Bay krydd
2 hvítlauksgeirar, mjög þunnar sneiðar
1 pund af rækju
½ gulur laukur, skorinn í þunnar sneiðar

Leiðbeiningar

Útbúið vatnsbað og setjið Sous Vide í það. Stillt á 149 F.

Hitið pott yfir meðalhita og ristið sinnepsfræin, paprikuflögurnar, selleríið, fennel og kóríanderfræ. Eldið þar til popp. Setjið til hliðar og leyfið að kólna.

Hellið ólífuolíu, sítrónusafa, ristuðu kryddi, svörtum pipar, hrísgrjónaediki, lárviðarlaufum, hvítlauksgeirum og kryddi í niðursuðukrukku. Lokaðu og settu krukkurnar á kaf í vatnsbaðinu. Eldið í 30 mínútur.

Þegar tímamælirinn hefur stöðvast skaltu fjarlægja krukkurnar og leyfa þeim að kólna í 5 mínútur. Flyttu yfir í ísvatnsbað til kælingar. Setjið í ísskáp í 2 tíma áður en það er borið fram.

Ljúffengur ostur humar risotto

Undirbúningur + eldunartími: 55 mínútur | Skammtar: 4

Hráefni

1 hár humar, skel fjarlægð

Salt og svartur pipar eftir smekk

6 msk smjör

2½ bollar kjúklingakraftur

¾ bolli Arborio hrísgrjón

2 msk rauðvín

¼ bolli rifinn Grana Padano ostur

2 saxaður graslaukur

Leiðbeiningar

Útbúið vatnsbað og setjið Sous Vide í það. Stillið á 138 F. Kryddið humarinn með salti og pipar og setjið í lofttæmandi poka með 3 msk af smjöri. Losaðu loftið með vatnsfærsluaðferðinni, innsiglið og sökktu pokanum í vatnsbaðið. Eldið í 25 mínútur.

Hitið 3 msk af smjöri á pönnu við meðalhita og eldið hrísgrjónin. Hrærið 1/4 bolla af kjúklingakrafti saman við. Haltu áfram að elda þar til soðið hefur gufað upp. Bætið 1/4 bolla af kjúklingakrafti í viðbót. Endurtaktu ferlið í 15 mínútur þar til hrísgrjónin eru rjómalöguð.

Þegar tímamælirinn hefur stöðvast skaltu fjarlægja humarinn og saxa í bita. Bætið humrinum út í hrísgrjónin. Hrærið afganginum af kjúklingakraftinum og rauðvíni. Eldið þar til vökvi hefur frásogast. Toppið með Grana Padano osti og kryddið með salti og pipar. Skreytið með graslauk og meiri osti.

Hvítlaukur Tabasco Edamame ostur

Undirbúningur + eldunartími: 1 klukkustund 6 mínútur | Skammtar: 4

Hráefni

1 msk ólífuolía
4 bollar ferskt edamame í belg
1 tsk salt
1 hvítlauksgeiri, saxaður
1 msk rauðar piparflögur
1 msk Tabasco sósa

Leiðbeiningar

Útbúið vatnsbað og setjið Sous Vide í það. Stillt á 186 F.

Hitið pott með vatni yfir háum hita og blanchið edamame pottana í 60 sekúndur. Sigtið þær og setjið yfir í ísvatnsbað. Blandið saman hvítlauk, rauðum piparflögum, Tabasco sósu og ólífuolíu.

Settu edamame í lofttæmandi poka. Hellið Tabasco sósunni yfir. Losaðu loftið með vatnsfærsluaðferðinni, innsiglið og sökktu pokanum í vatnsbaðið. Eldið í 1 klst. Þegar tímamælirinn hefur stöðvast skaltu fjarlægja pokann og setja í skál og bera fram.

Herby Mashed Snow Peas

Undirbúningur + eldunartími: 55 mínútur | Skammtar: 6

Hráefni

½ bolli grænmetissoð

1 pund ferskar snjóbaunir

Börkur af 1 sítrónu

2 msk söxuð fersk basilíka

1 msk ólífuolía

Salt og svartur pipar eftir smekk

2 msk saxaður ferskur graslaukur

2 msk söxuð fersk steinselja

¾ tsk hvítlauksduft

Leiðbeiningar

Útbúið vatnsbað og setjið Sous Vide í það. Stillt á 186 F.

Blandið saman baunum, sítrónuberki, basil, ólífuolíu, svörtum pipar, graslauk, steinselju, salti og hvítlauksdufti og setjið í lofttæmandi poka. Losaðu loftið með vatnsfærsluaðferðinni, innsiglið og sökktu pokanum í vatnsbaðið. Eldið í 45 mínútur. Þegar tímamælirinn hefur stöðvast skaltu fjarlægja pokann og setja í blandara og blanda vel saman.

CPSIA information can be obtained
at www.ICGtesting.com
Printed in the USA
BVHW082206130922
646893BV00010B/638